Andreas Flindt

# Vater werden für Anfänger

Andreas Flindt

# VATER WERDEN FÜR ANFÄNGER!

*Alles was du wissen musst um als Papa, Schwangerschaft, Geburt und deine Partnerschaft zu meistern. Die Anleitung für werdende Väter und jene, die es noch werden wollen*

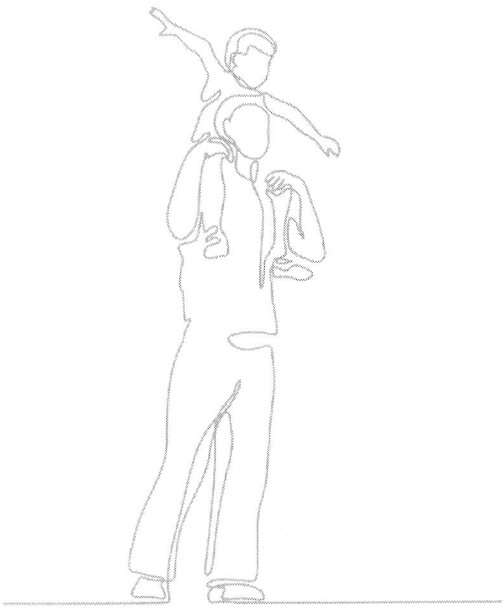

# INHALT

# VORWORT

Diesen einen Moment, der das eigene Leben von jetzt auf gleich komplett aus den Angeln hebt, vergisst man nie wieder. Bei mir war es ein Donnerstag im April, als ich von meiner baldigen Vaterschaft erfuhr. Ich stand nach dem Training in schwitzigen Sportklamotten im Wohnungsflur und meine Erwartungen an den restlichen Verlauf des Abends beschränkten sich auf eine heiße Dusche und eine Portion Nudeln. Jedoch hatte ich da die Rechnung ohne meine Freundin gemacht...

Das ist jetzt knapp 3 Jahre her und ich gebe zu, dass mein Zustand der Fassungslosigkeit eine ganz beachtliche Weile angehalten hat. Wir waren zwar schon lange ein Paar und wollten prinzipiell auch Kinder, aber eben irgendwann. Die frohe Nachricht hat uns daher beide eiskalt erwischt und war doch gleichzeitig das Beste, was uns passieren konnte. Trotz aller Nerven, die uns unser Sohn seitdem gekostet hat und es zuverlässig weiterhin tut, gibt es trotzdem nichts Vergleichbares auf der Welt, wie diese unbändige Vaterliebe zu spüren. Das mag furchtbar kitschig klingen, aber ziemlich sicher wirst du mir in einigen Monaten trotzdem recht geben. Denn plötzlich gibt es ein Mini-Exemplar von euch beiden, das in deinen Augen einfach perfekt gelungen ist.

Uns als Eltern jedenfalls hat das Konzept Familie inzwischen so überzeugt, dass wir bald zu viert sein werden. Dabei fällt mir selbst auf, dass ich jetzt wesentlich cooler mit den Dingen umgehe, die während der ersten Schwangerschaft noch Stress oder sogar Panik ausgelöst hatten. Klar - hinterher ist man eben immer schlauer. Genau deswegen schreibe ich dieses Buch für dich, dessen Leben sich erstmalig um 180 Grad dreht.

Ob lang ersehntes Wunschkind oder ungeplant, so oder so sind die jetzigen Umstände etwas komplett Neues und du fühlst vermutlich ein Zwischending von Stolz und Überforderung. Denn mit dem heranwachsenden Nachwuchs sind zahlreiche unangenehme Frauenthemen verbunden, um die wir als Männer zu gerne einen möglichst großen Bogen machen. Wenn du seither schon nichts von der Menstruation deiner Liebsten wissen wolltest, sei dir gesagt: Es kommt noch dicker - im wahrsten Sinne...

Wenn du dich allerdings nicht damit auseinandersetzt was in ihrem Körper passiert, wird dir vieles ein Rätsel bleiben. Zum Beispiel, warum sie beim Anblick eines Kätzchens in Tränen ausbricht und plötzlich die sonst so geliebte Lasagne angewidert von sich schiebt. Außerdem willst du ja schließlich auch ein paar schlaue Begriffe verstehen, die dir bis dato überhaupt nichts sagen oder sich geradezu gruselig anhören wie beispielsweise die Austreibungsphase.

Deswegen soll dich dieses Buch mit den wichtigsten Informationen zum Vatersein versorgen. Du erfährst, welche Entscheidungen auf euch zukommen, welche Anschaffungen ins Haus müssen, wie das Kleine wächst und gedeiht, welche Veränderungen bei der werdenden Mutter zu erwarten sind und wie du am besten mit diesen umgehst.

Natürlich möchtest du außerdem wissen, was alles untersucht wird, welche Probleme auftreten können, was dich hinter den Türen der Entbindungsstation erwartet und wie man mit einem so zerbrechlichen kleinen Wesen umgeht. Keine Sorge, ich erzähle es dir!

Für die bessere Lesbarkeit habe ich mich auf männliche Berufsbezeichnungen beschränkt, wobei aber ausdrücklich beide Geschlechter gemeint sind.

Ich wünsche dir nun viel Spaß mit den kommenden Seiten und hoffe, dass du interessante Entdeckungen machst, Erstaunliches dazulernst und sich viele Ängste in Luft auflösen.

Und dass du vor allen Dingen eines verinnerlichst: Es sind schon andere vor dir Vater geworden! Ich selbst bin da das beste Beispiel. Es ist kein Ding der Unmöglichkeit, sondern das Normalste der Welt. Daher wirst auch du dieses spannende Projekt mit Bravour wuppen! Auf geht´ s!

# POSITIV!
# EMOTIONALE REIZÜBERFLUTUNG UND 1 000 FRAGEN

„Du, Schatz... ich glaube wir brauchen ein größeres Auto..." Wenn du bei diesem Satz nur mit einem Ohr hinhörst, klingt er erstmal richtig klasse. Offenbar ist deine Partnerin endlich zur Einsicht gekommen, dass eure bescheidene, in die Jahre gekommene Studenten-Karre ein für alle Mal ausgedient hat. Doch beim genaueren Hinsehen kommt dir irgendetwas an ihrem Gesichtsausdruck verdächtig anders vor, so... hmm geheimnisvoll, nein... vielleicht sogar eher beflügelt. Egal, ob dir kurz darauf ein Schwangerschaftstest mit einem strahlenden Smiley darauf unter die Nase gehalten wird oder sie einfach nur die magischen drei Worte ausspricht, die in diesem Fall nicht „Ich liebe dich!" lauten: Da ist sie, die allesverändernde Neuigkeit! Herzlichen Glückwunsch, du wirst Vater!

Welches Szenario sich im nächsten Moment abspielt und welche Emotionen dich dabei übermannen, ist schwer zu beschreiben und wird dir in genau der gleichen Form vermutlich auch kein zweites Mal im Leben passieren. Von absoluter Euphorie und unbändigem Stolz über fassungslose Ungläubigkeit bis hin zu regelrechter Schockstarre kann so ziemlich alles dabei sein. Vielleicht sogar eine kunterbunte Mischung! Jeder nimmt diese Minuten vollkommen anders wahr, in denen sich die gerade aufgenommene Neuigkeit und deren Ausmaß so langsam einen Weg ins Bewusstsein bahnt.

Während die einen Männer sofort die eigenen Eltern anrufen möchten um mit geschwellter Brust den Fortbestand des Familien-Erbguts zu verkünden, verspüren andere in erster Linie das dringende Bedürfnis, in die nächste Kneipe zu flüchten (was bei der werdenden Mutter in der Tat weniger gut ankommt und daher unbedingt auf einen späteren Zeitpunkt verschoben werden sollte).

Wie auch immer du es persönlich wahrnimmst, neben all der Erleichterung und Glückseligkeit spielt auch immer eine gewisse Überforderung mit hinein. Sogar dann, wenn ihr euch ganz bewusst für ein Baby entschieden hattet oder gar schon länger mit Enttäuschungen kämpfen musstet. Du hast diese Reise schließlich noch nie zuvor angetreten. Und weißt nicht wirklich, was dich erwartet, geschweige denn, wie du dich auch nur annäherungsweise auf die neue Rolle vorbereiten sollst - gedanklich, sowie ganz praktisch. Vermutlich hast du dich noch nie intensiv damit beschäftigt, was während der

Schwangerschaft im Detail passiert, wo eventuelle Risiken liegen und welche Geschichten man andererseits getrost als Ammenmärchen abtun kann. Du fragst dich vermutlich auch, inwiefern du deine Partnerin unterstützen kannst, worum du dich kümmern und welche organisatorischen Aufgaben du für euch drei erledigen solltest.

Tatsächlich haben Frauen oft das Gefühl, die größere Last auf ihren Schultern zu haben, weil sie das Baby eben auch austragen. Daher ist es umso wichtiger, deiner Partnerin bei allen Überlegungen den Rücken zu stärken und ganz klar zu signalisieren, dass ihr die Elternschaft zusammen stemmt.

Übrigens muss ich dich dennoch auch warnen, dich nicht zu früh auf den neuen Schlitten zu freuen, denn auf die Notwendigkeit von Familienkutschen und Co. kommen wir später noch zu sprechen.

## BALD ZU DRITT – EUER MINDSET ALS WERDENDE ELTERN

Ist das erste überschwängliche Hochgefühl etwas abgeklungen und die Tatsache verdaut, dass es euch zukünftig nur noch im Dreierpack geben wird, müsst ihr euch als Paar ausführlich mit dem zu erwartenden Abenteuer befassen. Ich nenne es übrigens bewusst Abenteuer und nicht Herausforderung, auch wenn es sich von Zeit zu Zeit sicher eher wie Zweiteres anfühlen wird. Doch zum einen gibt es im Endeffekt nichts Besseres, als Kinder zu haben und zum anderen wollen wir in jedem Fall optimistisch bleiben. Denn dieses Buch soll dir in erster Linie deine oftmals völlig unnötigen Sorgen nehmen. Die treten nämlich nur auf, weil dir die Materie kein bisschen vertraut ist. Genau das gilt es fortan zu ändern!

Wir brauchen nicht schönreden, dass eine Menge Verantwortung auf euch als Eltern zukommt. Ihr seid nicht nur alleine dafür zuständig, es möglichst problemlos im Mutterleib heranwachsen zu lassen, sondern tragt auch euer restliches Leben lang Sorge für das gemeinsame Kind. Und das ist gar nicht so einfach, zu grenzenlos erscheinen die Optionen, die uns hierzulande offenstehen. Es fängt schon damit an, wie und wo euer Kind zur Welt kommen soll und geht nahtlos mit den Überlegungen weiter, ob es gestillt wird, ob es früh in die Kita kommt, auf dem Land oder in der Stadt aufwächst, mehrsprachig oder antiautoritär erzogen wird. Waldorfkindergarten oder Tagesmutter, Dorfschule oder Elite-Internat, Ballettstunden oder Flötenunterricht? Handy ab der Grundschule oder fernsehfreier Haushalt? Diesen Fragenkatalog könnte man ewig weiterführen und er zeigt wunderbar, wie viele Entscheidungen ihr im Laufe der nächsten Jahre zu treffen habt. Wobei obendrein davon auszugehen ist, dass die fortschreitende Digitalisierung und der immense technische Fortschritt in Zukunft noch ganz neue Problemstellungen für Eltern hervorbringen werden, die wir aktuell noch nicht einmal erahnen können. Die gute Nachricht ist jedoch, dass ihr ganz automatisch mit euren Aufgaben wachsen werdet. Ist das neugeborene Bündel Leben erst einmal da, begleitet es euch schließlich Tag und Nacht und kommt glücklicherweise nicht von heute auf morgen in die Schule. Das heißt also, dass ihr kontinuierlich bei jedem Entwicklungsschritt eures Säuglings dabei seid und so nach und nach eine Richtung für euch als Familie finden könnt. Ihr müsst daher nicht schon in den ersten Schwangerschaftswochen festlegen, was ihr eurem Nachwuchs später alles erlauben werdet oder nicht. Und auch die Wahl des passenden Kindergartens braucht noch nicht festzustehen, wenn es zur Entbindungsstation geht.

Überlegt euch stattdessen besser erst einmal ganz grundlegend, was euch in den ersten Lebensmonaten am wichtigsten für das Kleine erscheint. Informiert euch gemeinsam über das Thema Entbindung und Elternschaft und findet Maßstäbe, die zu euch als Paar passen. Apropos informieren – dass ihr dabei einem wahren Übermaß an vermeintlichen Wahrheiten, Studien, wissenschaftlichen Erkenntnissen und pädagogischen Erfahrungswerten ausgesetzt seid, ist leider nicht nur von Vorteil. Die heutige Medienflut kann nämlich auch extrem verunsichern. Außerdem werdet ihr sehr wahrscheinlich merken, dass sich auch Hinz und Kunz nur allzu gerne in eure Erziehung einmischen und jeder noch so Unbeteiligte besser zu wissen glaubt, wie ihr mit eurem Sohn oder eurer Tochter umzugehen habt. Lasst all dies erst gar nicht zum Dilemma werden, indem ihr euch auf eines konzentriert: Als Eltern habt ihr sehr wohl einen natürlichen Instinkt, gut für euer Baby zu sorgen. Und solange ihr ihm Liebe und Geborgenheit schenkt, könnt ihr nichts falsch machen. Es gibt schlichtweg nicht den einen als optimal erklärten Erziehungsstil. Außerdem ist jeder Säugling anders. Vertraut also darauf, alles souverän hinzubekommen und gebt Kritik von außen erst gar keine Angriffsfläche. Wenn ihr dennoch unsicher seid und Fragen habt, gibt es jederzeit erfahrene Menschen, die euch weiterhelfen. Ganz egal, ob das in diesem Fall die Hebamme, eine Familienberatungsstelle oder die eigene Großmutter ist. Eine gute Orientierung können euch außerdem auch geeignete Vorbilder geben. Habt ihr Paare im Freundeskreis, die das Leben mit ihren Kids eurer Meinung richtig toll schaukeln, ohne sich allzu sehr zu verbiegen? Findet ihr bewundernswert, wie sich eure Geschwister in der Elternrolle behaupten und nach ihrem Ermessen handeln, ohne sich von der ganzen Welt reinquatschen zu lassen? Dann schaut euch einfach deren Verhaltensmuster ab und lasst euch bei Bedarf Ratschläge geben.

## NIE WIEDER PARTY? – NEUE PRIORITÄTENSETZUNG

Trotz aller Vorfreude geht auch mit jedem werdenden Vater gleichzeitig die Angst einher, von nun an auf jeglichen Spaß im Leben verzichten zu müssen. Und die ist auch erst einmal vollkommen berechtigt. Es steht schließlich ein einschneidendes Ereignis bevor, das in der Tat nicht nur Gewohnheiten und Ansichten, sondern auch deinen gewohnten Alltag zweifelsfrei gewaltig auf den Kopf stellen wird. Doch - und hier kommt die entscheidende Nachricht - das muss überhaupt nicht negativ sein! Die Vaterschaft kann eine riesige Bereicherung sein, neue Blickwinkel auftun und darüber hinaus Gefühle in dir auslösen, die dir sonst für immer unbekannt geblieben wären. Fakt ist, deine Prioritäten werden sich ganz automatisch verschieben, aber deswegen hörst du nicht auf, als Mann zu existieren. Rede dir also nicht selbst ein, keinen Spaß mehr haben zu dürfen, nur, weil du fortan mehr Verantwortung trägst. Schließlich sind deine Interessen weiterhin wichtig und dein Freundeskreis soll auch nicht aufs Abstellgleis geschoben werden. Ganz im Gegenteil: Es ist sogar enorm wichtig, dass du dir weiterhin selbst treu bleibst und deine Hobbies pflegst. Denn du wirst dafür zumindest im ersten Lebensjahr des Kindes definitiv weniger Zeit und Energie haben. Es spricht also null dagegen, nochmal die ein oder andere Party mitzunehmen, ohne dass dich nach 2 Stunden Schlaf wieder lautes Babygeschrei weckt.

Bleib einfach konstant mit deiner Partnerin im Gespräch. Welche Erwartungen hat sie? Wie sehen ihre Bedürfnisse aus, wie fühlt sie sich emotional und körperlich? Durchlebt sie eine recht beschwerdefreie Schwangerschaft, so wird sie ebenfalls weiterhin zu ihren Mädelstreffen gehen und ihre Freiheit genießen wollen. Braucht sie allerdings gerade jetzt deine Schulter, wirst du bestimmt auch gerne mal ihr zuliebe auf den traditionellen Kneipenabend verzichten.

Außerdem entwickeln Paare mit Erwartung des ersten Kindes automatisch eine Art Nestbautrieb. Unter Umständen bevorzugst du also in den kommenden Monaten sogar, zum Babyflohmarkt und ins Einrichtungshaus zu fahren, anstatt den Samstag auf dem Fußballplatz zu verbringen. Du wirst dich unter Umständen sogar für Themen wie Tragetücher und Mehrwegwindeln begeistern und selbst feststellen, dass du selbst auch unvermeidbar einen Wandel durchläufst. Wie ausgeprägt der ist, kann von einem zum anderen werdenden Vater ganz unterschiedlich sein. Sicher wirst du manche Dinge in Zukunft anders angehen und teilweise - zumindest für die nächsten Monate oder auch Jahre - ganz sein lassen. Dann müssen es eventuell nicht mehr die wilden Festivals oder ein gefährlicher Extremsport sein, weil du eben für dein Kleines und seine Mutter da sein möchtest.

Vielleicht bringen manche Kumpels weniger Verständnis für deine anstehende Vaterschaft auf, vielleicht unterstützen dich andere total positiv. Du wirst daher mit der Zeit sehen, welche Freundschaften auch mit Kind weiterhin Bestand haben können, und wo die Auffassungen vielleicht nach und nach auseinanderdriften. Das gehört zur persönlichen Entwicklung ein Stück weit dazu und muss überhaupt nicht tragisch sein.

## PLÖTZLICH NUR NOCH ELTERN? – WIE SICH DIE BEZIEHUNG VERÄNDERT

Wo wir gerade schon von Veränderungen sprechen - die werden sich vermutlich auch in eurer Paarbeziehung bemerkbar machen. Deswegen muss ganz oben auf eurer Liste stehen, als Team zu agieren und herauszufinden, was jeder für die Zukunft als Familie möchte. Unter Umständen hat deine Partnerin Angst, durch die Babypause die nächste Stufe auf der Karriereleiter zu verpassen. Und du fühlst dich unter Druck, euch als Alleinverdiener wirtschaftlich abzusichern. Oder es ist genau umgekehrt und für dich steht fest, den Hausmann abzugeben, während dir die werdende Mutter den Job insgeheim nicht zutraut. Viele Gedanken und Sorgen kommen verständlicherweise von beiden Seiten zusammen, die genauso emotionaler wie finanzieller Natur sein können. Uns Männern wird oft völlig zu Unrecht unterstellt, das Kinderkriegen auf die leichte Schulter zu nehmen. Auch wenn die Schwangerschaft weniger greifbar ist, weil wir sie nun mal nicht am eigenen Leib spüren, schwirrt uns aber genauso viel durch den Kopf. Welche organisatorischen Lösungen ihr für euch findet, wird ein Stück weit eine neue Rollenverteilung festlegen und vielleicht sogar manche Eckpfeiler eurer Beziehung neu definieren. Wichtig ist, dass keiner das Gefühl hat, dabei zu kurz zu kommen. Vermutlich wirst du jetzt sagen, dass man diese Punkte doch längst vor der Entscheidung für ein Baby durchdacht hat. Ja, mag sein. Aber zum einen überrascht manches Paar die Schwangerschaft auch völlig unverhofft und zum anderen sehen die Dinge oft anders aus, wenn aus ursprünglichen Eventualitäten plötzlich Tatsachen werden. Und man nicht mehr nur über ungelegte Eier spricht, sondern konkret entscheiden und handeln muss.

Einigkeit in den wichtigen Elternfragen wird euch mit Sicherheit durch die kommenden Monate und Jahre helfen und euch als Paar nochmals ganz neu zusammenschweißen, selbst wenn ihr schon lange gemeinsam durchs Leben geht. Mit einem Kind schafft ihr etwas Einmaliges für die Zukunft. Es wird vielleicht die Augen der Mutter und deine Locken, das ausgeglichene, sonnige Gemüt von ihr und die Wissbegierde oder auch den Starrsinn von dir erben. Dieses neue Familiengefüge kann die Paarbeziehung im Optimalfall verfestigen. Doch trotz aller positiven Aspekte werden die Schwangerschaft und der Alltag zu dritt eure Beziehung auch ordentlich auf die Probe stellen. Manchmal zerbricht die Liebe sogar daran. Wenn ihr es schon vor der Schwangerschaft geschafft habt, Konflikte fair zu lösen und offen zu kommunizieren, sollte euch dass bei den zukünftig aufkommenden Streitfragen enorm helfen. Und glaub mir, es werden einige sein... Zum einen, weil Väter und Mütter ihre neue Aufgabe ganz unterschiedlich wahrnehmen. Zum anderen, weil beide als Eltern einem unberechenbaren Gefühlschaos ausgesetzt sind.

Die werdende Mutter ist dabei einem neu zusammengemischten Hormon-Cocktail ausgeliefert und kämpft sehr wahrscheinlich mit Unwohlsein und wechselnden Launen, die zur Geduldsprobe für beide werden können. Die dafür verantwortlichen Gründe beleuchte ich dir im Kapitel Hormonhaushalt noch etwas ausführlicher. Bei jeder Frau wirkt sich die Umstellung des Körpers anders aus, manche brauchen besonders viel Nähe, andere verhalten sich plötzlich introvertiert. Du wirst dich demgegenüber währenddessen sehr hilflos fühlen und oft nicht wissen, wie du reagieren sollst. Leider kannst du ihr weder das Gewicht des wachsenden Bauches, noch die unbequemen Nächte oder gar die Entbindungsschmerzen abnehmen. Stattdessen bleibt dir nur, all das mit ihr aushalten und sie so gut es geht im Alltag zu entlasten.

Die Gewissheit, einen verlässlichen Partner an ihrer Seite zu haben, signalisiert deiner Liebsten, dass du auch als Vater entsprechend verantwortungsvoll mit dem Kleinen umgehen wirst. Doch nicht nur das, auch du kannst dich durch die moralische Unterstützung deiner Partnerin umfassend aufs Vatersein vorbereiten. Für euer Teamwork als Eltern ist diese Zeit ebenfalls wichtig, ihr klärt vielleicht schon Zuständigkeiten und lernt, wie ihr euch am besten ergänzen könnt.

Daneben solltet ihr dennoch bemüht sein, eure Liebesbeziehung zu leben, ohne dass es 24/7 um den wachsenden Bauch geht. Ihr bleibt Mann und Frau, braucht also weiterhin gegenseitige Bestätigung und Zuneigung. All das soll in keinem Fall verloren gehen, Baby hin oder her. Versucht daher, jetzt noch ausgiebig Zeit in Zweisamkeit zu verbringen. Nehmt euch aber gleichzeitig vor, dies nach der Geburt ebenfalls weiterhin umzusetzen, so schwierig es auch erscheinen mag und so klein das Zeitfenster in den Stillpausen vielleicht wird. Es ist wichtig, trotz Elternschaft ein Liebespaar zu bleiben und dafür kann es extrem ergiebig sein, mal einen verlässlichen Babysitter zu engagieren oder die eigenen Eltern einzuspannen, während ihr euch beim Lieblingsitaliener verabredet.

## BYE BYE ZWEISAMKEIT? - SEX IN DER SCHWANGERSCHAFT

Wenn es schon um Nähe und Romantik geht, wollen wir auch gleich noch ein paar Fragen zum Thema Sex klären. Tatsächlich sind diese vielen werdenden Eltern äußerst unangenehm, was allerdings völlig unbegründet ist. Schließlich geht es doch weiterhin um die schönste Nebensache der Welt. Und die sollt ihr auch während der Schwangerschaft miteinander genießen, solange seitens der Ärzte nichts dagegenspricht.

Das Wichtigste vorneweg: Die Gefahr von vorzeitigen Wehen oder einer Fehlgeburt steigt durch Sex in der Schwangerschaft nicht an! Euer Baby ist im Mutterleib außerdem bestens geschützt. Es wird also weder durch dein Körpergewicht, noch durch das Eindringen verletzt. Ganz unabhängig davon, wie gut du auch bestückt sein magst. Dafür sorgt der fest verschlossene Muttermund am oberen Ende der Vagina. Falsche Zurückhaltung ist also fehl am Platz. Ganz im Gegenteil, Sex bringt euch besondere Nähe und stärkt dadurch die Beziehung. Außerdem werdet ihr wohl mit der Geburt in absehbarer Zeit keine allzu ungestörten Schäferstündchen mehr abhalten können. Ein Grund mehr also, dies jetzt noch in vollen Zügen auszukosten. Kurz vor der Entbindung hilft Geschlechtsverkehr sogar auf ganz natürliche Weise, die Wehen einzuleiten. Die meisten Paare haben dann jedoch keinen Kopf mehr für diese Art von körperlicher Aktivität.

Überdies ist Sex in der Schwangerschaft deutlich unbelasteter, denn nun könnt ihr definitiv auf die Verhütung verzichten. Und wenn ihr als Paar sehr lange versucht habt, schwanger zu werden, ist umgekehrt endlich der enorme Leistungsdruck weg, dass es dieses Mal mit der Befruchtung endlich klappen müsse.

Doch natürlich kommt es vor allen Dingen darauf an, wie deine Partnerin sich im Verlauf der Schwangerschaft fühlt. Erfahrungsgemäß sind Frauen in den ersten 12 Wochen eher müde und kraftlos oder werden so von Übelkeit und anderen Beschwerden geplagt, dass für sie an Sex kaum zu denken ist. Dafür steigt das Lustempfinden im zweiten Drittel dank des veränderten Hormonspiegels stark an. Viele werdende Mütter fühlen sich zu dieser Zeit besonders wohl im eigenen Körper und entsprechend begehrenswert. Sie können über die zunehmenden Rundungen und einstigen Problemzonen wunderbar hinwegsehen und erleben durch die verstärkte Durchblutung des Unterleibs schneller einen Orgasmus, der noch dazu intensiver ausfällt. Erogene Zonen wie Nacken oder Schenkel können ebenfalls sensibler auf Berührungen reagieren. All dies ist gleichzeitig für den Mann wieder antörnend, viele schwangere Paare erleben daher gerade in diesen Monaten sehr sinnliche Stunden. Doch aufgepasst, lieber Papa in spe! Diese Phase hält im Regelfall leider nicht so lange an, wie du dir das vielleicht wünschen würdest. Irgendwann macht der hinderliche Bauch deine Partnerin schwerfällig, ihre Bewegungen werden mühevoller, vielleicht zeigt sich sogar Kurzatmigkeit. Klar ist auch, dass manche Stellungen dadurch unbequem bis gar unmöglich werden. Schwangere befürchten außerdem nicht selten, wegen des zugelegten Gewichts unattraktiv zu werden. Und so sehr dich die prallen Brüste auch anmachen mögen, kann deren Berührung durch die ausgeprägteren Milchdrüsen für sie äußerst schmerzhaft sein. Vielleicht zieht sich deine Partnerin also während des Schwangerschafts-Endspurts unbewusst sogar vor Berührungen zurück. In diesem Fall sind von deiner Seite einfach Geduld und Mitgefühl gefordert, denn es wird sich wieder ändern. Manchmal ist es tatsächlich medizinisch erforderlich, einige Zeit oder auch die komplette Schwangerschaft über auf Geschlechtsverkehr zu verzichten, um Komplikationen zu vermeiden.

**Dies können mögliche Gründe sein:**

- Eine tief liegende Plazenta (eine so genannte Plazenta praevia, ich erkläre dir die Problematik später im Buch).
- Vorzeitige Öffnung des Muttermundes und dadurch begünstigte Unterleibsinfektionen.
- Eine drohende Fehlgeburt oder vorausgegangene Fehlgeburten der Frau.
- Auftretende Blutungen.
- Vorzeitige Wehen.
- Bereits vorliegende Infektionen der Geschlechtsorgane.
- Eine bestätigte Mehrlingsschwangerschaft.

Ihr könnt Intimität ja aber auch auf andere Weise ausleben. Darüber hinaus sind zum Beispiel erotische Partnermassagen, ein ausgiebiges Bad und Kuscheleinheiten eine schöne Möglichkeit, sich gegenseitig Geborgenheit und Zärtlichkeit zu schenken.

# MUTTERKUCHEN, BETA-HCG UND TRIMENON – DIESE BEGRIFFE SOLLTEST DU KENNEN

Als werdender Papa bist du heutzutage von Anfang an mittendrin statt nur dabei. Vorbei sind die Zeiten, an denen Männer noch nicht mal persönlich bei der Entbindung dabei sein durften. Mehr noch - unsere Generation geht in den Planungen für das bevorstehende Familienglück richtig auf, ist interessiert und informiert sich eingehend. Beim geländegängigen Buggy-Modell oder der ferngesteuerten Baby-Wippe mag das auch voll unseren Geschmack als Mann treffen und heimlich freuen wir uns schon drauf, in greifbarer Zukunft Autorennbahnen und Modellbausätze zu kaufen, einfach weil wir selbst unbändigen Spaß daran haben.

Doch dann gibt es auch noch jene Themen rund um die Schwangerschaft, die uns als Mann doch ein wenig suspekt sind und die wir seither getrost in die Schublade „Frauensachen" gesteckt haben. Nun mein Lieber, ich fürchte, du musst deinen Horizont an dieser Stelle nun deutlich erweitern. Die werdende Mutter wird es unterschwellig von dir erwarten oder sich zumindest über dein Interesse freuen. Außerdem stehst du so nicht mit puren Fragezeichen in den Augen beim ersten gemeinsamen Gynäkologen-Termin daneben. Dazu solltest du eben wissen, was im Körper deiner Partnerin so vor sich geht.

## DER URSPRUNG ALLEN LEBENS – EMPFÄNGNIS UND EINNISTUNG

Wir bilden uns ein, bestens aufgeklärt zu sein, doch bei genauerem Betrachten ist das oftmals gar nicht wahr. Und gleich noch weniger, wenn es um den weiblichen Unterleib geht. Spätestens jetzt aber wirst du dich mit Ausdrücken wie Eisprung, Plazenta und Muttermund anfreunden müssen, sie hängen unbestreitbar mit deinem gerade heranwachsenden Kind zusammen und sind eigentlich sogar recht spannend. Außerdem wirst du einmal mehr feststellen, was für ein biologisches Wunderwerk da die nächsten Monate vor sich geht. Schenken wir uns also dem Schauplatz dieses Happenings die verdiente Aufmerksamkeit.

Dazu müssen wir allerdings ganz schön weit ausholen: Die inneren weiblichen Geschlechtsorgane bestehen aus der Vagina, der daran anschließenden Gebärmutter und den Eierstöcken samt Eileitern. Die auch als Uterus bezeichnete Gebärmutter kannst du dir wie ein birnenförmiges Organ vorstellen, das auf dem Kopf steht.

Es ist etwa 7 bis 10 Zentimeter groß und wächst während der fortschreitenden Schwangerschaft entsprechend mit. Der sich darin befindende trichterartige Hohlraum, die Gebärmutterhöhle, stellt sozusagen die Brutstätte für das Baby dar. Sie ist deswegen mit einer schützenden Gebärmutterschleimhaut ausgekleidet. Von unten wird die Gebärmutter am Übergang zur Scheide zunächst vom inneren Muttermund verschlossen, der in den Gebärmutterhals (Zervix) übergeht, welcher seinerseits nochmals mit dem äußeren Muttermund abschließt. Dieser starke Dreiermuskel öffnet sich erst beim Geburtsvorgang, lässt aber im Vorfeld die winzig kleinen Spermien passieren.

An den zwei oberen Zipfeln der Gebärmutter schließen sich die beiden Eileiter an, die mit je einem Eierstock verbunden sind. In diesen Eierstöcken produziert eine Frau im gebärfähigen Alter pro Monat zwar etwa 2 Dutzend reife Eizellen, doch nur eine einzige gelangt beim so genannten Eisprung in den benachbarten Eileiter. Dabei entscheidet sich rein zufällig, ob diese aus dem linken oder rechten Eierstock freigegeben wird. Innerhalb des Eileiters transportieren feine Flimmerhärchen die Eizelle weiter. Dennoch bleiben viele Exemplare auf diesem Weg hängen oder sterben selbständig ab, so dass der Zyklus ohne jegliche Chance auf eine Schwangerschaft verstreicht. Bewegt sie sich aber in die korrekte Richtung und durchdringt währenddessen ein flinkes Spermium ihre Zellwand, so findet eine Befruchtung statt, das Produkt nennt man Zygote. Tatsächlich ist der Zeitrahmen hierfür stark begrenzt, er dauert lediglich 3 Tage an. Hat das Paar an den beiden Tagen vor dem Eisprung Sex, können manche Spermien so lange im Eileiter überleben, bis die Eizelle dort auftaucht. Sie ist selbst allerdings nur maximal 24 Stunden lebensfähig.

Das erklärt, warum viele Paare teilweise jahrelang nicht schwanger werden: Es müssen tatsächlich viele glückliche Umstände zum richtigen Zeitpunkt zusammenkommen, wobei auch die Qualität der Spermien eine große Rolle spielt, da diese den beachtlichen Weg von etwa 20 Zentimetern ansonsten nicht schaffen.

Da sowohl die Eizelle der Mutter als auch die Samenzelle des Vaters jeweils nur einen halben, also 23-teiligen Chromosomensatz mitbringen, führt die Verschmelzung ihrer Zellkerne zur Entstehung eines komplett einzigartig kombinierten Erbguts mit 46 Chromosomen. Abhängig davon, ob das Spermium mit einem X- oder Y-Chromosom ausgestattet ist, wird hierbei auch gleichzeitig bestimmt, ob der genetische Bauplan ein Mädchen oder einen Jungen heranwachsen lässt.

Schnürt sich die Zygote in diesem Stadium von selbst in der Mitte durch, entstehen dabei eineiige Zwillinge. Bei zweieiigen Zwillingen hingegen werden außerplanmäßig zwei reife Eizellen gleichzeitig freigegeben und zur gleichen Zeit von unterschiedlichen Spermien befruchtet. Daher können zweieiige Zwillinge auch unterschiedliche Geschlechter haben. Genetisch sind sie nicht ähnlicher als Geschwisterkinder unterschiedlichen Alters auch, während Zwillinge aus einer Zygote komplett identische Gene besitzen.

Die Zygote wandert nun in den nächsten 4 bis 5 Tagen hinunter in die Gebärmutter und vervielfacht ihre Zellen dabei durch kontinuierliche Teilung. So wird sie also zuerst zum 2-Zeller, dann zum 4-Zeller, 8-Zeller und schließlich 16-Zeller, der dann den Namen Morula trägt, weil er unter dem Mikroskop an eine Maulbeere erinnert. Während sich die Zellen innerhalb der Morula munter weiter vermehren, teilen sie sich in zwei Gruppen auf, aus denen eine äußere und eine innere Zellschicht entstehen. Die äußere dient später zur Anlage der Plazenta, aus der inneren bildet sich der Embryo. Dieses inzwischen etwa 100 Zellen umfassende Bläschen nennt man nun Blastozyste. Da bereits in der Entwicklung bis hierhin einiges schiefgehen kann, hat es sich zu einer recht erfolgsversprechenden Methode der künstlichen Befruchtung entwickelt, die befruchteten Eizellen erst zur Blastozyste heranreifen zu lassen und diese der Frau im Anschluss einzusetzen.

Da die Blastozyste für das Wachstum und die weitere Versorgung ihrer Zellen Energie und Nährstoffe braucht, muss sie den Blutkreislauf der Mutter anzapfen. Hierfür beginnt sie am 5. bis 6. Tag damit, sich in die Uterusschleimhaut einzunisten, wobei der komplette Vorgang etwa eine Woche Zeit in Anspruch nimmt. Damit ist die Empfängnis abgeschlossen, wenngleich das heranwachsende Leben für das menschliche Auge noch unsichtbar ist. An der Kontaktstelle verwächst ein Teil der Blastozyste mit dem mütterlichen Gewebe und es entsteht die Plazenta, die du auch unter dem Namen Mutterkuchen findest.

An einer Seite ist sie mit dem mütterlichen Gebärmuttergewebe verbunden, an der anderen über die sich entwickelnde Nabelschnur mit dem Embryo. Damit kommen hier die Blutkreisläufe von Mutter und Kind über eine sogenannte Plazentaschranke als natürliche Filtermembran zusammen. Die Plazenta stellt also sicher, dass der Nachwuchs über die komplette Dauer der Schwangerschaft mit Sauerstoff, lebensnotwendigen Nährstoffen und schützenden Antikörpern für dessen Immunabwehr versorgt wird. Umgekehrt können so Abfallprodukte des embryonalen Stoffwechsels abtransportiert und über das System der Mutter entsorgt werden. Ebenso produziert sie als wahres Powerorgan auch selbst fleißig Hormone und filtert überdies so manche Krankheitserreger und Giftstoffe, jedoch leider längst nicht alle. Alkohol beispielsweise passiert die Schranke ohne Probleme und ist daher besonders schädigend für das Ungeborene.

Zeitgleich mit der Herausbildung der Plazenta finden etwa zwischen dem 13. und 19. Tag massive Umbauarbeiten am Blastozystengewebe statt, die Gastrulation. Aus drei Keimblättern, die du dir einfach wie unterschiedliche Zellschichten vorstellen kannst, entwickeln sich die grundlegenden Strukturen des Embryos. Aus dem Ektoderm bildet sich das komplette Nervensystem des Babys heraus, aus dem Mesoderm das Skelett samt Muskeln sowie die Nieren und Geschlechtsorgane. Das Endoderm lässt Lunge, Leber, Schilddrüse sowie den kompletten Verdauungstrakt entstehen. Diese Abläufe passieren unvorstellbar schnell. Schon in der 4. Schwangerschaftswoche weiß jede Zelle, welche Aufgabe sie im kindlichen Körper zu übernehmen hat. Bis zum selben Zeitpunkt bildet sich auch die mit Fruchtwasser gefüllte Fruchtblase. Sie besteht aus zwei Eihäuten und dient dem Embryo als Schutzhülle. Das Kind kann sich darin freischwimmend bewegen, während es einzig durch die Nabelschnur verbunden bleibt. Die Blase funktioniert quasi als eine Art Stoßpuffer vor heftigen Bewegungen.

Gegen Ende der Schwangerschaft bewegt sich die Plazenta zum oberen Rand der Gebärmutter hin, damit das Baby ungehindert nach unten durch den Geburtskanal rutschen kann. Oh, und noch so ein gern benutzter Begriff. Unter Geburtskanal versteht man den Bereich der weiblichen Geschlechtsorgane innerhalb des Beckens, den der Säugling bei der Geburt durchwandern muss. Also den unteren Gebärmutterbereich, den Gebärmutterhals und die von Beckenbodenmuskulatur umgebene Vagina.

So, nun habe ich dich mit ganz schön komplizierten Zusammenhängen und jeder Menge Fachchinesisch gequält. Ich hoffe aber, dass damit die Anatomie ein bisschen klarer geworden ist und du bei den Erklärungen von Frauenärzten und Hebammen nicht nur Bahnhof verstehst. Auch fürs Verständnis der weiteren Kapitel werden dir diese Grundlagen zugutekommen.

# HIMMELHOCH JAUCHZEND, ZU TODE BETRÜBT – DER HORMONHAUSHALT DEINER PARTNERIN

Wie bereits angekündigt, werden die Hormone deiner Partnerin noch für anständig Wirbel sorgen, vielleicht bemerkst du es schon jetzt im Zusammenleben. Wenn du Erfahrung damit hast, welche psychischen und physischen Veränderungen Östrogene und Co. während jeder Regelblutung deiner Liebsten auslösen - umso besser. Allerdings sind diese noch niedlich gegen jene Begleiterscheinungen, die während der nächsten Monate zu erwarten sind. Denn ihr Organismus bereitet nun seine komplette Hormonproduktion auf ein heranwachsendes Baby vor. Ein Mammutprojekt für den Körper deiner Partnerin, der darauf die unterschiedlichsten Reaktionen zeigt. Die viel beschriebenen Stimmungsschwankungen und scheinbar grundlosen Heul-Attacken sind allerdings nur ein Bruchteil an ausgelösten Symptomen.

Weitere unschöne Auswirkungen wie Schwindel, Überempfindlichkeit gegen Gerüche, Ekelgefühle und Heißhunger, extreme Abgeschlagenheit oder Übelkeit und Erbrechen sind ebenfalls klassische Folgen der neu zusammengestellten Hormonkonzentration, die sich vor allem im ersten Drittel der Schwangerschaft bemerkbar machen. Letztere quälen etwa 65 Prozent aller Frauen und sorgen leider auch immer wieder dafür, dass die anderen Umstände früh vom Umfeld bemerkt werden, beispielsweise im Kollegium. Fühlt sie sich allgemein zu schwach um ihren Tag zu bestreiten, kann die Schwangere sich jederzeit krankschreiben lassen.

Auch extreme Vergesslichkeit bis hin zur sogenannten Schwangerschaftsdemenz tritt nicht selten auf. Daneben können Hitzewallungen, Zahnfleischbluten, Sodbrennen, Verstopfung, Spannungsgefühle in den Brüsten oder Haarausfall deiner Liebsten das Leben schwermachen. Und dabei ist diese Liste noch lange nicht zu Ende.

Wie aber geht man nun am besten mit der Problematik um? Für uns Männer ist das in der Tat gar nicht so einfach. Oft hat man den Eindruck, es nur falsch machen zu können, ganz gleich wie man sich verhält. Und das frustriert natürlich. An der Stelle ist daher schlichtweg Verständnis das oberste Gebot der Stunde, auch wenn du vieles nicht nachvollziehen kannst. Halte dir immer wieder vor Augen, dass deine Partnerin dieses Up und Down an Stimmungen nicht veranstaltet, um dich zu schikanieren. Und sie täuscht auch keinen Ekel vor, um deine Kochkünste zu beleidigen. Sie ist vielmehr oft selbst nicht mehr Herrin ihrer eigenen Gefühlslage und darüber ebenso verdutzt und aufgewühlt.

Vergiss nicht, die Schwangerschaft ist für sie ebenso Neuland und eine riesige Herausforderung. In ihrem immer unhandlicher werdenden Bauch wächst schließlich euer Nachwuchs heran, der ihr neben all den erwähnten Strapazen auch noch weitere körperliche Lasten wie Rückenschmerzen, Blasenschwäche und Wassereinlagerungen bescheren wird, die wir uns später noch genauer ansehen werden. Von den Schmerzen der Geburt, Brustentzündungen oder heiklen Kaiserschnittnarben gar nicht zu sprechen. Erleichtere ihr also das Leben, wo du kannst. Vielleicht durch eine wohltuende Fußmassage, durch die Umstellung eures Speiseplans oder indem du ihr einfach den Rücken für ausreichende Ruhepausen freihältst. So lästig die beteiligten Hormone auch erscheinen mögen, so elementar sind sie doch. Denn nur im ausgewogenen Zusammenspiel wird alles optimal an die Bedürfnisse des Kindes angepasst, auch über dessen Geburt hinaus. In erster Linie sind dafür Östrogene, Progesteron sowie das Humane Choriongonadotropin verantwortlich, auch als Beta-HCG oder einfach nur HCG bezeichnet.

Östrogene haben im weiblichen Körper mannigfache Aufgaben, sie lassen überhaupt erst die Eizelle heranreifen und unterstützen die Befruchtung. Während der Schwangerschaft sorgen sie für das Wachstum der Gebärmutter sowie für eine gute Durchblutung des Körpers. Diese erzeugt zwar hübsch rosige Wangen, kann aber ebenso gut dazu führen, dass deine Partnerin plötzlich schnarcht, weil auch ihre Nasenschleimhäute angeschwollen sind.

Gemeinsam mit den Östrogenen produziert die Plazenta nach abgeschlossener Einnistung auch Progesteron, das zu den Gestagenen gehört, und sich positiv auf die Beschaffenheit der Gebärmutterschleimhaut auswirkt. Beiden ist außerdem gemein, dass sie später zur Vergrößerung der Brüste aufgrund von aktivierten Milchdrüsen führen. Daneben sorgt der hohe Progesteron-Wert im Blut dafür, die Muskulatur des Unterleibs zu entspannen, damit es nicht zu verfrühten Wehen kommt. In der logischen Konsequenz spüren Frauen diese Entspannung aber auch im restlichen Körper, bleierne Müdigkeit ist oftmals die Folge, gerade zu Beginn der Schwangerschaft.

Nun aber zum HCG: Mit diesem enorm wichtigen Vertreter hast du bereits in dem Moment Bekanntschaft gemacht, in welchem deine Partnerin einen Schwangerschaftstest benutzte. Es gelangt nämlich von der Plazenta in den Blutkreislauf der Mutter und wird über die Nieren schließlich mit dem Urin ausgeschieden. HCG informiert sozusagen das Gehirn der Mutter über die vorliegende Schwangerschaft, so dass dort viele weitere Prozesse in Gang gebracht werden können. Seine Produktion beginnt mit der Einnistung und wird fortan mächtig angekurbelt. So ist die erhöhte Konzentration schon nach etwa 14 Tagen im Urin nachweisbar, bei einem Bluttest sogar bereits nach nur 6 bis 9 Tagen. In der fünften Schwangerschaftswoche hat das HCG den tausend- bis zehntausendfachen Wert erreicht. Dieser wird noch bis etwa zur 15. Woche weiter steigen und anschließend wieder absinken. Je weiter fortgeschritten die Schwangerschaft bei der Durchführung eines Tests also schon ist, desto zuverlässiger fällt das Ergebnis aus. Diese Kurve ist für die Aufrechterhaltung der Schwangerschaft entscheidend, weshalb die HCG-Konzentration gerade am Anfang gut von Frauenärzten im Auge behalten wird. Ein sehr hoher Spiegel bewirkt leider auch gleichzeitig starke Übelkeit samt Erbrechen. Im Extremfall muss die Frau medikamentös eingestellt oder sogar stationär behandelt werden.

Übrigens haben auch Männer und nicht schwangere Frauen von Natur aus eine geringe Menge HCG im Blut. Steigt diese an, kann dies auf ein bösartiges Geschwür hindeuten. Neben diesen Hauptdarstellern spielen noch jede Menge weitere Hormone eine Rolle, MSH (Melanozyten-stimulierendes Hormon) beispielsweise sorgt für einen verstärkten Sonnenschutz der Mutter. Es macht sich manchmal bei Schwangeren durch ungewöhnlich fleckige Haut bemerkbar. Andere wie der als Glücks- oder Kuschelhormon bekannte Stoff Oxytocin hat jedoch erst zu einem späteren Zeitpunkt seinen großen Auftritt. Oxytocin ist nicht nur größtenteils für das Auslösen der Wehen zuständig, sondern auch für die Bindung zwischen Mutter und Neugeborenem. Dank ihm zieht sich die Gebärmutter wieder zu ihrer ursprünglichen Größe zusammen. Außerdem steuert Oxytocin den Milchfluss und ermöglicht so zusammen mit Prolaktin, als milchproduzierendes Hormon, das Stillen. Es ist inzwischen erwiesen, dass bereits das Schluchzen des hungrigen Säuglings die Ausschüttung dieser beiden Stoffe auslöst. Die Natur hat sich hier also einiges einfallen lassen.

## WIE LANGE DAUERT DAS ALLES? – EIN BLICK IN DEN KALENDER

Laut dem, was der Volksmund so erzählt, soll eine reguläre Schwangerschaft 9 Monate dauern, damit machen wir Witze auf Weihnachtsfeiern und halten es eigentlich für ein festes Gesetz. Doch in sämtlichen Ratgebern und Broschüren ist von 10 Monaten die Rede. Was stimmt denn nun tatsächlich? Wird berücksichtigt, dass die meisten komplett ausgetragenen Schwangerschaften um die 267 Tage dauern, so kommt man auf 38 Wochen oder knapp 9 Monate. Das entspricht also der reellen Spanne.

Allerdings muss man dazu den exakten Tag der Befruchtung kennen, was normalerweise nicht der Fall ist. Mediziner bedienen sich daher eines Tricks. Sie datieren die Befruchtung immer zurück auf den letzten Tag der vorausgegangenen Monatsblutung der Mutter, der wesentlich einfacher festzumachen ist. Ab diesem Tag beginnt man 40 Schwangerschaftswochen (SSW) zu zählen. In der offiziell als 6. Woche angegebenen Zeit ist die Mutter vermutlich rein biologisch erst in der 4. Woche, was von Gynäkologen aber natürlich berücksichtigt wird. Um das Ganze noch simpler zu gestalten, wird außerdem jeder Monat mit 4 Wochen gleichgesetzt (siehe Tabelle). Da das Baby ja aber nicht nach 10 Monaten, sondern im 10. Monat das Licht der Welt erblickt, relativiert sich alles wieder ein bisschen. In der Praxis halten nur die wenigsten Babys ihren errechneten Zeitplan ein und werden etwas früher oder auch später geboren, also unter Umständen auch erst in der 41. Woche.

Wie du siehst, hat sich dieses System der Wochenangaben bei Fachleuten so eingebürgert und daher werdet auch ihr als Eltern vermutlich sehr schnell dazu übergehen. Um eurem Umfeld mitzuteilen, wie weit das Kind schon ausgetragen ist und wie viel Zeit noch fehlt, ist die Angabe von Monaten jedoch oftmals wesentlich nachvollziehbarer.

Doch noch nicht genug mit der Rechnerei. Bezüglich der Entwicklungsstadien des Babys nimmt man noch eine weitere Unterteilung vor, und zwar in Schwangerschaftsdrittel. Ein jedes wird auch als Trimester oder Trimenon betitelt. Wir widmen uns später ganz im Detail den drei Trimestern und sehen uns die jeweils stattfindenden Veränderungen deines Babys an.

Um aber Zeitangaben im Verlauf des Buches richtig einzuordnen, soll dir die folgende kleine Tabelle schon einmal helfen.

Fürs Verständnis der weiteren Kapitel ist außerdem noch wichtig zu wissen, dass man das Baby im Mutterleib bis einschließlich der 8. Woche als Embryo und im Anschluss als Fötus bezeichnet.

| Schwangerschaftsmonat (Mondmonat) | Schwangerschaftswoche (SSW) | Schwangerschafts-Trimester | Bezeichnung des heranwachsenden Babys |
|---|---|---|---|
| 1. Monat | 1. - 4. SSW | 1. Trimester | Embryo |
| 2. Monat | 5. - 8. SSW | | |
| 3. Monat | 9. - 12. SSW | | Fötus |
| 4. Monat | 13. - 16. SSW | 2. Trimester | |
| 5. Monat | 17. - 20. SSW | | |
| 6. Monat | 21. - 24. SSW | | |
| 7. Monat | 25. - 28. SSW | | |
| 8. Monat | 29. - 32. SSW | 3. Trimester | |
| 9. Monat | 33. - 36. SSW | | |
| 10. Monat | 37. - 40. SSW | | |

Wird bei deiner Partnerin die Schwangerschaft erstmalig von einem Arzt beziehungsweise auch einer Hebamme festgestellt, bekommt sie einen Mutterpass ausgestellt. In diesem hellblauen Heftchen werden neben dem errechneten Geburtstermin wichtige Untersuchungsergebnisse und Empfehlungen an die Schwangere vermerkt. Auch alle fälligen Vorsorgetermine sind dort eingetragen, der Gewichtsverlauf der Mutter ebenso wie ihre Blutgruppe samt Rhesusfaktor. Daneben wirst du eine Menge verwirrender Abkürzungen finden, die für die behandelnden Spezialisten von Belang sind und zum Beispiel Aufschluss über eine vorhandene Röteln-Impfung oder eventuelle Geschlechtskrankheiten deiner Liebsten geben. Begleitest du sie regelmäßig zu den Kontrolluntersuchungen, wirst du hier nach und nach einen besseren Durchblick bekommen.

# UND WENN ETWAS SCHIEFGEHT? MÖGLICHE SCHWANGERSCHAFTS KOMPLIKATIONEN

Häufig wird die erste riesige Freude über das Wunder einer Schwangerschaft schon kurz darauf von dunklen Sorgenwolken überschattet. Was, wenn etwas nicht stimmt? Oder die Entwicklung des Babys nicht nach Plan läuft? In unserer vernetzten Welt werden wir mit den aktuellsten Statistiken über mögliche Unregelmäßigkeiten mehr als überversorgt. Schnell kommt der Gedanke auf, dass ja die Partnerin gerade diese eine aus 1 000 Schwangeren sein könnte, bei der sich eine genetische Fehlbildung zeigt oder die von gefährlichen Komplikationen betroffen ist.

Natürlich wollt ihr als Eltern jede Gefahr aus dem Weg schaffen, die dem Ungeborenen schaden könnte. Und tatsächlich kann die Mutter auch einiges dafür tun, eurem Baby möglichst optimale Bedingungen zu bieten, indem sie sich ausgewogen ernährt, Stress vermeidet usw. Wir werden diese Punkte im Kapitel Dos und Don´ts noch detaillierter besprechen, damit du deine Liebste hierbei tatkräftig unterstützen kannst. Doch wie erfolgreich das langfristige Niederlassen in der Gebärmutter vonstattengeht und wie genetisch gesund euer Nachwuchs ist, liegt nun einmal nicht in unseren eigenen Händen. Ich möchte dir mitnichten Angst machen, dich aber dennoch in einem vernünftigen Maß über die möglichen Risiken aufklären.

Besonders die ersten 12 Schwangerschaftswochen gelten als kritische Zeit, in der man Probleme nicht ausschließen kann. In dieser Phase gehen beispielsweise auch viel mehr Embryonen von selbst ab, die nicht überlebensfähig sind, als man meinen möchte. Da die meisten Paare also zunächst einmal sicher gehen wollen, das „Gröbste" überstanden zu haben, teilen sie die Neuigkeit erst ab der 13. Woche mit ihrem Familien- und Freundeskreis. Zu schmerzhaft wäre es, allen Eingeweihten eine stattgefundene Fehlgeburt mitteilen zu müssen. Dieser Verlust ist schon für die Eltern selbst schwer genug zu verkraften. Übrigens klären aus dem gleichen Grund die meisten Frauen auch ihre Arbeitgeber erst nach dem Ablauf des dritten Monats über ihre Schwangerschaft auf.

Dabei solltest du wissen, dass nicht nur das Ungeborene in Gefahr geraten kann, sondern manche medizinischen Probleme auch durchaus bedrohlich für die Mutter sind. Vor allen Dingen, wenn sie zu spät festgestellt werden. Ihr müsst deswegen nicht in übermäßige Panik verfallen. Haltet die regelmäßigen Vorsorgetermine ein und holt euch bei unklaren Schmerzen oder seltsamen Veränderungen einen Expertenrat, damit gegebenenfalls frühzeitig reagiert werden kann.

Selbstverständlich ist die ärztliche Begleitung auch besonders wichtig, wenn eine chronische Erkrankung bei deiner Partnerin vorliegt oder sie aus verschiedensten Gründen starke Medikamente einnehmen muss.

## ERHÖHTE VORSICHT GEBOTEN? – DIE RISIKO SCHWANGERSCHAFT

Am Begriff Risikoschwangerschaft kommen wir gefühlt schon gar nicht mehr vorbei - bei stolzen 75 Prozent aller Schwangeren steht dieser Vermerk inzwischen im Mutterpass. Was einfach daran liegt, dass der zugehörige Kriterienkatalog durch Erkenntnisse der Forschung kontinuierlich erweitert wird. Noch bevor der Gesundheitszustand des Babys und das planmäßige Voranschreiten der Schwangerschaft dafür überhaupt von Belang sind, reichen bereits das Alter das Frau (unter 18 oder über 35 Jahre), Übergewicht, ein vorausgegangener Kaiserschnitt oder mindestens vier bereits erfolgte Geburten, die starke Neigung zu Krampfadern, Fehlgeburten und Entbindungskomplikationen in der Vergangenheit, eine psychische Erkrankung der Schwangeren oder das Vorliegen einer Mehrlingsschwangerschaft aus, um als Risikofall eingestuft zu werden.

Auch die Anamnese der Mutter spielt mit hinein, also ob es bestimmte Erbkrankheiten oder familiäre Vorbelastungen gibt. Doch damit nicht genug, denn ergeben die ersten Untersuchungen schwierige Umstände wie zu viel bzw. zu wenig Fruchtwasser oder eine Schilddrüsenerkrankung der Mutter, kommen weitere Faktoren hinzu. Solltet auch ihr eine Einstufung als Risikoschwangerschaft bekommen, müssen deshalb nicht direkt die Alarmglocken angehen. Die Schwangerschaft kann dennoch völlig unproblematisch verlaufen. In manchen Fällen sind lediglich häufigere Voruntersuchungen oder auch Zusatzbehandlungen erforderlich, um etwaige Unstimmigkeiten auszubalancieren. Dennoch kommen hierzulande circa 95 Prozent aller Neugeborenen gesund zu Welt. Die Chancen stehen also sehr gut, das solltet ihr euch als Mutmacher immer wieder in Erinnerung rufen.

## UNTER KONTROLLE - BEHANDELBARE KRANKHEITSBILDER

Die Bandbreite denkbarer Hindernisse ist zwar groß, das Auftreten kritischer Fälle aber Gott sei Dank vergleichsweise selten, in denen Geschwulste an der Gebärmutter, starke Blutungen, Thrombosen, eine Muttermundschwäche oder ein vorzeitiger Blasensprung zur Gefahr werden. Auch die Blutunverträglichkeit von Müttern mit negativem Rhesusfaktor hat man inzwischen gut im Griff. Welche Probleme dagegen häufiger auftreten und was genau sich dahinter verbirgt, zeige ich dir hier.

## ...Schwangerschaftsdiabetes

Zu den gut therapierbaren Störungen gehört die Entwicklung einer Schwangerschaftsdiabetes, auch Gestationsdiabetes oder Diabetes Typ 4 genannt. 5 bis 6 Prozent aller Schwangeren in Deutschland erhalten diese Diagnose aufgrund von stark erhöhten Blutzuckerwerten. Treffen kann es im Grunde jede werdende Mutter, wobei Übergewicht, eine sehr ungesunde Ernährung sowie familiäre Vorerkrankungen das Auftreten begünstigen. Schuld ist die Hormonumstellung, aufgrund derer die Insulinproduktion der Mutter gestört wird. Da diese Erkrankung keine Symptome aufweist, muss sie per Bluttest im Rahmen der Schwangerschaftsvorsorge ausgeschlossen werden. Unbehandelt kann eine Gestationsdiabetes Schwierigkeiten für Mutter und Säugling darstellen, die häufig durch einen zu hohen Blutdruck zustande kommen, darunter Frühgeburten, unterentwickelte Lungen des Babys sowie ein stark erhöhtes Geburtsgewicht. Wird die Problematik nicht erkannt, leiden die geborenen Kinder oft selbst im Laufe ihres Lebens an Diabetes, Bluthochdruck oder Übergewicht.

Die Behandlung sieht meist lediglich eine strikte Ernährungsumstellung sowie ausreichende Bewegung der Schwangeren vor, nur etwa jede fünfte Betroffene muss tatsächlich auch Insulin spritzen, um das Gleichgewicht künstlich herzustellen. Im Normalfall ebbt die Krankheit nach der Entbindung von alleine wieder ab.

## ...Beeinträchtigungen der Plazenta

Du weißt bereits, welch bedeutsame Aufgabe die Plazenta bei der Versorgung des Kleinen hat. Daher ist schnell nachvollziehbar, dass bei Störungen hier unbedingt gegengesteuert werden muss. Zum einen beginnt der Mutterkuchen im ungünstigen Fall schon etwa ab der 20. Woche, also noch während der anhaltenden Schwangerschaft mit seiner Ablösung von der Gebärmutterwand. Da das eigentlich erst nach erfolgter Geburt passieren sollte, kann der Fötus dabei eine Mangelversorgung erleiden. Zum anderen gibt es auch das Krankheitsbild einer allgemeinen Plazentainsuffizienz, sprich es liegt aufgrund einer Fehlfunktion von Anfang an keine ausreichende Zufuhr von Sauerstoff und Nährstoffen vor. Ein drittes Szenario ist die sogenannte Plazenta praevia. Hierbei liegt der Mutterkuchen so weit unten in der Gebärmutter, dass er dort den Muttermund verdeckt, wodurch sich ein großes Geburtsrisiko ergibt, das zum Kaiserschnitt führen kann.

## ...Offener Rücken (Spina bifida)

Deutlich schwerwiegender ist die Diagnose einer Spina bifida, besser bekannt als offener Rücken beim Fötus. Dabei handelt es sich um eine Fehlbildung der Wirbelsäule, meist im Bereich der unteren Lendenwirbel. An dieser Stelle verwächst das Rückgrat nicht unter der Haut, sondern tritt mit ausgestülptem Rückenmark hervor, was Ärzte am Ultraschall oder durch einen

Bluttest erkennen können. Die Nervenstörung des Rückenmarks führt zu Lähmungen, Fehlbildungen wie Klumpfüßen und geschädigter Darmfunktion. Auch die Ausbildung eines Wasserkopfes kann damit einhergehen. Bei Neugeborenen gibt es zwar die Möglichkeiten, den Rücken direkt nach der Entbindung operativ zu schließen, viele bleiben aber zeitlebens auf Rollstuhl oder Korsett sowie umfangreiche medizinische Begleitung angewiesen.

In Mitteleuropa liegt laut Statistik bei etwa einer von 1 000 Schwangerschaften diese Anomalie vor. Wobei man dazu sagen muss, dass betroffene Föten häufig zu weiteren Behinderungen neigen, weshalb per Gesetz ein Schwangerschaftsabbruch vorgenommen werden darf. Die Medizin hat indes so großartige Fortschritte gemacht, dass Operationen des offenen Rückens bereits im Mutterleib vorgenommen werden können, welche die Lebensbedingungen dieser Kinder enorm verbessern. Auch wenn die Ursachen noch längst nicht vollständig geklärt sind, geht man momentan davon aus, dass sie zu einem Teil genetisch bestimmt werden. Auch äußere Einflüsse wie radioaktive Strahlung oder eine Toxoplasmose- sowie Rötelninfektion der Mutter können die Fehlbildung wohl begünstigen. Doch nicht nur davor sollte sich deine Partnerin natürlich bestmöglich schützen. Zu einer guten Prophylaxe gehört auch die sichergestellte Zufuhr von Folsäure. Weil es relativ schwierig ist, dieses Vitamin ausreichend über die Nahrung aufzunehmen, sollte sie ein Folsäure-Präparat in Tablettenform einnehmen.

## VON ANFANG AN ZU CHANCENLOS – SCHWANGERSCHAFTSABGANG UND STERNENKINDER

Gerade das Thema Fehlgeburten wird immer noch tabuisiert, auch wenn unsere Gesellschaft schon einen erfreulichen Wandel zeigt. Dabei geschieht ein frühzeitiger Verlust des Babys alles andere als selten und bedeutet für viele Elternpaare eine sehr traurige Erfahrung.

Am häufigsten findet der natürliche Abgang in den ersten Wochen statt, und das oft ganz still und leise. Tatsächlich gelingt es nur jeder zweiten befruchteten Eizelle, sich überhaupt in der Gebärmutter niederzulassen. Die andere Hälfte weist Fehler in ihrer DNA auf, weshalb sie unweigerlich nach ein paar Tagen wieder abstirbt und völlig unbemerkt mit dem Monatsblut ausgeschieden wird. Da die meisten Frauen erst nach Ausbleiben der Menstruation einen Schwangerschaftstest machen, erfahren sie also gar nichts von der kurzzeitig vorhandenen Blastozyste. So durchlebt wohl jede dritte Frau in ihrem Leben einen oder sogar mehrere Abgänge in diesem Stadium.

Zu einer umso stärkeren emotionalen Belastung wird die Fehlgeburt, wenn sich bereits Schwangerschaftssymptome bemerkbar machen und das Paar sich glücklich auf Familienzuwachs einstellt, vielleicht sogar nach Jahren des vergeblichen Hoffens auf ein Baby. Auch wenn sich ein Embryo in der Gebärmutter ausbildet, kann sich dieser aus ganz unterschiedlichen Gründen als nicht überlebensfähig erweisen. Dies betrifft immerhin fast jede sechste Schwangerschaft, wobei ein Großteil der Schwangeren einen sogenannten Frühen Abort vor der 13.

Schwangerschaftswoche erleidet. Bis zu diesem Zeitpunkt bilden sich die Organe des Kindes aus, es kommt bis zum Ablauf der 12. Woche auf etwa 6 Zentimeter Größe und ein Gewicht von 16 Gramm. Bedauerlicherweise macht es diese rasante Entwicklung auch extrem labil. Die Gründe, warum kein weiteres Wachstum erfolgt oder die Lebenszeichen abklingen sind oft genetischer oder hormoneller Natur, doch auch negative äußere Einflüsse können eine Rolle spielen.

Fehlgeburten bis zur 24. Schwangerschaftswoche fallen unter den Begriff Später Abort. Hierbei liegen keine Lebenszeichen vor und das Gewicht des Kindes beträgt weniger als 500 Gramm. Wird dieses Gewicht überschritten und verstirbt der Fötus noch im Mutterleib oder auch bei der Geburt, sprechen Ärzte hingegen von einer Totgeburt, die offiziell beim Standesamt eingetragen und beigesetzt werden muss. Um dem mehr Würde zu verleihen ist man inzwischen aber dazu übergegangen, den allumfassenden Begriff der Sternenkinder zu verwenden. Auch haben Eltern in den meisten Gemeinden die Möglichkeit, sich für die Bestattung ihres Babys zu entscheiden, selbst wenn dieses noch sehr klein sein sollte.

Bei einer frühen Fehlgeburt löst sich das abgestorbene Gewebe entweder nach einer Weile von selbst oder wird unter Gabe von Medikamenten dabei unterstützt. Je nach Fall kann auch eine Ausschabung nötig sein. Zu einer späteren Phase der Schwangerschaft muss der Fötus aktiv geboren werden, was eine zusätzliche Belastung für die Mutter darstellt, sowohl körperlich als auch seelisch. Was aber können mögliche Ursachen für eine Fehlgeburt sein?

- Genetische Fehlkombinationen, die kein Überleben zulassen.
- Hormonstörungen der Mutter, z.B. durch eine Schilddrüsen- oder Plazentamangelfunktion.
- Anatomische Fehlbildungen der Gebärmutter durch eine Verengung oder Myome, also Geschwulste, welche die erfolgreiche Einnistung verhindern.
- Thromboseneigung der Mutter, die zu Blutgerinnseln in der Plazenta und damit zur Unterversorgung des Babys führen.
- Vorangegangene Genitalkrankheiten der Schwangeren.
- Autoimmunerkrankungen der Mutter.
- Starkes Unter- oder Übergewicht der Schwangeren.
- Gefährliche Infektionskrankheiten der Mutter.
- Schädliche Strahlung.
- Bestimmte schädigende Medikamente.
- Konsum von Drogen, Zigaretten und Alkohol.

Dass eine werdende Mutter mit Rauschmitteln und Giftstoffen ihr Baby stark gefährdet, leuchtet sicher jedem ein. Doch es gibt auch Auslöser, die gar nicht so offensichtlich sind oder gar unwissentlich ablaufen:

- Genuss bestimmter Speisen wie Rohmilchkäse oder Räucherfisch, die zu einer Listerien-Infektion führen können.
- Verzehr von rohem Fleisch und anderen Lebensmitteln, deren Parasiten unter Umständen eine für die Schwangerschaft bedrohliche Toxoplasmose auslösen.
- Zu große Mengen Kaffee.
- Extremer Stress und unzureichender Schlaf, beispielsweise durch Schichtarbeit.
- Körperliche Überlastung und zu schweres Heben (bedenklich ab etwa 20 Kilogramm).

Ist die Schwangerschaft schon über die 24. Woche fortgeschritten, kommen auch zunehmend anatomische Faktoren wie die Fehlbildung der Plazenta oder eine verengte Nabelschnur hinzu. Wie gesehen, liegt vieles leider in der Laune der Natur, und doch könnt ihr als werdende Eltern bewusst auf einige Dinge achten, sobald ihr von den anderen Umständen erfahrt. Dazu gehen wir im Kapitel Dos & Don´ts nochmals ausführlicher ein. Gleichzeitig solltet ihr aber auch umgehend reagieren und euch mit dem behandelnden Frauenarzt in Verbindung setzen, wenn diese ungewöhnlichen Anzeichen auftreten:

- Blutungen oder gar eitriger Ausfluss.
- Anhaltendes Fieber.
- Abgehendes Fruchtwasser.
- Stechende Schmerzen im unteren Rückenbereich.
- Schmerzhaftes Ziehen und Krämpfe im Unterleib.

Falls Ihr eine Fehlgeburt durchmachen müsst, ist es extrem wichtig, nicht verzweifelt der Frage nach dem Warum nachzugehen. Und auch keinen Schuldigen zu suchen. Trotz des medizinischen Fortschritts gibt es dennoch Situationen, denen wir machtlos gegenüberstehen und auf die wir auch keine befriedigenden Antworten erhalten. Der Verlust schmerzt und ihr solltet euch Erholung und die nötige Zeit zur Trauer gönnen. Nicht selten ziehen sich betroffene Frauen in ihr Schneckenhaus zurück und vergessen dabei, dass der Partner ebenso leidet. Es ist einmal mehr entscheidend, euch als Team gegenseitig bestmöglich zu unterstützen.

In den letzten Jahrzehnten wurden viele Initiativen gegründet, die sich dem Thema stille Geburt und Sternenkinder widmen. Hier könnt ihr viel Zuspruch und vor allem auch andere Eltern finden, die das gleiche Schicksal teilen. Darüber hinaus bieten auch Familienberater oder psychologische Anlaufstellen sehr hilfreiche Unterstützung an, um das Erlebte aufzuarbeiten, wieder nach vorne zu sehen und weiterhin hoffnungsvoll am Kinderwunsch festzuhalten. Verläuft die nächste Schwangerschaft nach Plan, nennt man dieses geborene Baby übrigens ein Regenbogenkind.

## FALSCH EINGENISTET – DIE EILEITERSCHWANGERSCHAFT

Manchmal findet die befruchtete Eizelle den richtigen Weg in die Gebärmutterhöhle nicht und siedelt sich stattdessen fälschlicherweise an anderer Stelle an. Diese Fälle nennt man extrauterine Schwangerschaften, weil sie außerhalb der Gebärmutter liegen. Damit ist leider auch klar, dass sie dort nicht die erforderlichen Rahmenbedingungen für das weitere Wachstum vorfinden können und sich Probleme auftun. In den meisten Fällen quartiert sich die Blastozyste in der Schleimhaut der Eileiterwand ein. Eine solche Eileiterschwangerschaft, die mit einer Wahrscheinlichkeit von etwa 2 Prozent auftritt, kann zum einen sehr bedrohlich für die Mutter werden, zum anderen führt sie zwangsläufig zu einem Abbruch.

Meist treten zu Beginn die üblichen Frühanzeichen einer Schwangerschaft wie das Ausbleiben der Menstruation, Übelkeit oder Spannung in den Brüsten auf, wenn auch weniger ausgeprägt. Grund dafür ist, dass der HCG-Wert nicht in normalem Maß ansteigt, weil es ja keine Plazenta gibt, die dieses in Mengen produzieren könnte.

Daraufhin machen sich normalerweise zwischen der 6. und 9. Woche starke Unterleibsschmerzen auf der Seite des betroffenen Eileiters bemerkbar, die oft von Schmierblutungen begleitet werden. Wird die Eileiterschwangerschaft festgestellt, folgt umgehend ein operativer Eingriff, um das embryonale Gewebe zu entfernen. Je früher, desto besser. Denn die wachsende Blastozyste kann den zarten Eileiter zum Platzen bringen, was starke Blutungen im Bauchraum nach sich zieht. Ist dies bereits vorgefallen, steht sofort eine Notoperation an, um die lebensbedrohliche Blutung zu stoppen. Unabhängig vom Zeitpunkt der Diagnose kann es erforderlich sein, den Eileiter komplett zu entfernen, wenn dessen Struktur zu stark geschädigt wurde oder die Gefahr einer erneuten Eileiterschwangerschaft aufgrund innerer Verwachsungen zu hoch ist. Auch mit einem Eileiter besteht die Möglichkeit, schwanger zu werden, die Chancen fallen allerdings geringer aus.

Gründe für das Auftreten dieser Komplikation können eine Genitalinfektion mit Chlamydien, Fehlbildungen an den Eileitern oder Vernarbungen aus früheren Eileiterschwangerschaften sein. Auch der Verhütung per Spirale wird ein gewisser Einfluss nachgesagt.

Findet eine frühe frauenärztliche Untersuchung statt, so kann ab der 5. Woche per Ultraschall der Embryo lokalisiert werden. Dabei wird deutlich, ob sich dieser nach Plan im Uterus oder fälschlicherweise an anderer Stelle befindet. Außer im Eileiter selbst kann die Blastozyste auch versehentlich in der Bauchhöhle (also komplett außerhalb der Gebärmutter) oder im Gebärmutterhals sitzen.

## NOCH VIEL ZU ZART – DIE FRÜHGEBURT

Nicht jede Fehlfunktion im Unterleib muss aber zu einer Fehl- oder gar Totgeburt führen. Denn zeigt der Fötus weiterhin einen Herzschlag und liegt sein Gewicht über 500 Gramm, könnte er im Notfall durch intensivmedizinische Spezialbehandlung in einer Perinatalklinik am Leben erhalten werden und so langfristig dennoch zu einem gesunden Säugling heranwachsen. Nichtsdestotrotz gilt eine Frühgeburt als extrem heikel, nicht ohne Grund ist eine Reifungsphase von 38 Wochen für die vollständige Ausbildung eines gesunden, kräftigen

Babys vorgesehen. Wird die 37. Woche vollständig abgeschlossen, sind die größten Gefahren gebannt, dann wird das Neugeborene nicht mehr als Frühgeburt eingestuft und ist im Normalfall lediglich etwas zarter.

Dennoch können manche Umstände dazu führen, dass es in einem viel zeitigeren Stadium zur Welt kommt, sei es durch eine natürliche Geburt oder einen notwendigen Kaiserschnitt. Dabei ist das Gewicht des Frühchens weniger entscheidend wie die Anzahl der Schwangerschaftswochen, während derer es bereits seine Organ-, Gehirn- und Nervenfunktionen ausbilden konnte. Jeder Tag im Mutterleib zählt, weshalb Experten bei drohender Frühgeburt immer versuchen, noch etwas Zeit zu gewinnen. Sei es durch die Gabe von Wehenhemmern oder durch strikte Bettruhe der Schwangeren. Zumindest die Ausreifung der Lungenbläschen um die 24. Schwangerschaftswoche herum ist dabei ein großes Ziel, um späteren chronischen Lungenkrankheiten vorzubeugen.

Auslöser einer Frühgeburt können unter anderem Genitalinfektionen, eine Schwangerschaftsvergiftung (Präeklampsie) oder starker Bluthochdruck (Hypertonie) der Mutter sein, der seinerseits zur Mangelversorgung des Ungeborenen führt. Doch auch schlimme Schicksalsschläge wie der Tod eines nahestehenden Menschen lösen manchmal vorzeitige Wehen aus. Verkürzt sich gleichzeitig der Gebärmutterhals und öffnet sich der Muttermund bereits, müssen Mediziner die Schwangere pausenlos überwachen. Manchmal löst sich ein Teil der Plazenta ab, was ebenfalls zur unzureichenden Versorgung des Babys führt. Auch der vorzeitige Sprung der Fruchtblase kann sich kritisch auswirken, weil der Fötus damit sehr widerstandslos gegen Infektionen wie Streptokokken wird. Allerdings schließen sich Risse in der Fruchtblase teilweise auch wieder und das Fruchtwasser wird kontinuierlich neu gebildet. So bedeutet ein Blasensprung nicht zwangsläufig eine nahende Geburt.

Sobald das Geburtsgewicht unter die 2 500-Gramm-Marke fällt, bedarf es besonderer Überwachung und je nach Gesundheitszustand auch umfangreicher Behandlung, um die noch vorhandenen Schwachstellen im Organismus auszugleichen und bleibende Behinderungen zu vermeiden. Gerade neurologische Entwicklungsstörungen stellen hier große Risiken dar, ebenso wie eine Fehlfunktion der Blutgerinnung oder ein zu niedriger Blutzuckerspiegel, der im schlimmsten Fall zu irreparablen Hirnschäden führen kann. Auch Seh- oder Gehörschäden sind nicht selten Folge der mangelnden Reife. Die Frühchen weisen außerdem oft eine noch unzureichende Verdauungs- und Atmungsfunktion auf, die künstlich unterstützt werden müssen. Gerade sehr kleine Frühgeborene sind aufgrund der noch eingeschränkten Leberfunktion anfällig für Gelbsucht. Im Inkubator (Brutkasten) wird darüber hinaus ihre Körpertemperatur ausgeglichen. So beängstigend das alles klingen mag und so hart diese Wochen und Monate für Eltern eines Frühchens auch sind, zeigt sich doch immer wieder, welchen Kampfgeist und beeindruckenden Lebenswillen noch so zerbrechliche Neugeborene bereits an den Tag legen.

# DER WUNSCH NACH GEWISSHEIT
# METHODEN DER PRÄNATALDIAGNOSTIK

Wir wünschen uns verständlicherweise Gewissheit, dass das eigene heranwachsende Leben gesund und munter ist, um die Schwangerschaft entspannt genießen zu können. Doch leider gibt es diese sehr selten, vielmehr können Ärzte und Experten aufgrund der Untersuchungsergebnisse meist nur Wahrscheinlichkeiten errechnen und Auffälligkeiten entdecken. Das Vorhandensein eines offenen Rückens beispielsweise lässt sich inzwischen sehr präzise feststellen. Bestimmte Umstände können auch im Falle deiner Partnerin weitere Tests nach sich ziehen, mit denen man schlichtweg Gefahren für sie und euer Kind ausschließen möchte, so beispielsweise bei einer Stoffwechsel- oder Autoimmunerkrankung der Mutter.

Doch ganz anders sieht es in Sachen geistiger Behinderung oder organischer Fehlbildung aus. Die wünscht sich selbstverständlich niemand, und doch bleibt eure Schwangerschaft in dieser Hinsicht mit Unklarheiten versehen. Je nachdem, wie gut werdende Eltern diese aushalten können, entscheiden sie sich für oder gegen zusätzliche Arten der Pränataldiagnostik. Ihr werdet über die verfügbaren Möglichkeiten sicher eingehend informiert, wobei die persönliche Haltung von Frauenärzten dazu recht unterschiedlich ausfällt.

## GYNÄKOLOGISCHE STANDARD-UNTERSUCHUNGEN

Schauen wir uns zunächst an, welche regelmäßigen Kontrollen in Deutschland ganz automatisch erfolgen und was dabei bereits abgeklopft wird. Zum einen findet beim allerersten Termin zur Feststellung der Schwangerschaft, eine Anamnese der Frau statt. In einem ausführlichen Gespräch geht es um Vorerkrankungen und bereits erfolgte Fehlgeburten, chronische Krankheiten, Allergien oder auch verordnete Arzneimittel. Außerdem werden ihre Lebens- und Ernährungsgewohnheiten betrachtet: Treibt sie Sport, konsumiert sie regelmäßig Alkohol, hat sie einen stressigen Job, lebt sie vegan, etc.? Hieran lassen sich bereits Risiken einschätzen, die zusammen mit dem Alter der Frau, ihrer Blutgruppe und weiteren Daten als Gesamtbild im Mutterpass vermerkt werden.

Das Abtasten von Muttermund und Gebärmutter gibt den Fachleuten ebenfalls Aufschluss, wie günstig die Voraussetzungen für das weitere Wachstum des Embryos sind. Hier sind zum Beispiel der Zustand der Uterusschleimhaut oder die Länge des Gebärmutterhalses ausschlaggebende Indikatoren. Ein Abstrich schließt eine Krebserkrankung im Unterleib aus, während Urin- und Bluttests die Erkenntnisse zu verschiedenen Zeitpunkten während aller Trimester ergänzen, um bestimmte Komplikationen wie auffällige Hormonwerte, eine Schwangerschaftsvergiftung oder eine bakterielle Infektion auszuschließen. Auch eine ausreichende Eisen- und Magnesiumversorgung wird dadurch sichergestellt.

Außerdem findet ein vaginaler Ultraschall bei der ersten Untersuchung statt, dank dessen Wucherungen in der Gebärmutter sichtbar werden und gleichzeitig die korrekte Einnistung überprüft werden kann.

Im Verlauf der drei Trimester wird die Schwangere regelmäßig gewogen und ihr Blutdruck überprüft. Mithilfe von äußerlichen Ultraschalluntersuchungen des Unterleibs können Ärzte jeweils Größe und Gewicht des heranwachsenden Babys feststellen, Entwicklungsstadien sowie die Herztöne überprüfen und später auf Wunsch auch das Geheimnis lüften, ob ihr euch auf ein Mädchen oder einen Jungen freuen könnt. Auch wird die Fruchtwassermenge jedes Mal abgeglichen.

Wann immer es medizinisch erforderlich ist, werden weitere Analysen angeordnet. Vor allem dann, wenn es bereits zu Unregelmäßigkeiten wie Zwischenblutungen oder dergleichen kam. Auch führt man bei Risikopatienten oder Mehrlingsschwangerschaften automatisch zahlreichere Untersuchungen durch.

## FREIWILLIGE ZUSATZ-CHECKS UND IHRE RISIKEN

Die fortschrittlichen Diagnose-Methoden, auf die wir heutzutage zurückgreifen können, gehen allerdings noch weit über diese regulär vorgesehenen Vorsorgekontrollen hinaus. Dabei können sie Segen und Fluch zugleich sein. Denn während unsere eigenen Mütter noch bis zur ersten Untersuchung etwa im vierten Monat überhaupt nicht wussten, ob der Fötus überhaupt einen Herzschlag aufweist und konstant wächst, können Paare nun eine Vielzahl weiterer Tests durchführen lassen, mit denen gezielt nach Fehlbildungen und genetischen Abweichungen beim Ungeborenen geforscht wird. Die so gewonnenen Ergebnisse sollen Informationen über die Schwere einer Behinderung sowie denkbare vorgeburtliche Behandlungsmöglichkeiten liefern.

Unter diesen zusätzlichen Untersuchen unterscheidet man so genannte invasive und nicht invasive Verfahren. Während bei Zweiterem lediglich Ultraschallbilder und Bluttests zum Einsatz kommen, findet bei invasiven Tests unweigerlich ein direkter körperlicher Eingriff statt, der ein erhöhtes Fehlgeburtsrisiko nach sich zieht. So oder so ist in jedem Fall immer die schriftliche Einwilligung der Mutter vonnöten.

Einigen Paaren nimmt die Durchführung einer zusätzlichen Erhebung vielleicht gewisse Zweifel, bei anderen schürt es hingegen noch mehr Unsicherheit und führt sie in einen Teufelskreis aus Sorgen, der die gesunde psychische Bindung zum Ungeborenen stören kann. Daher solltet ihr die Konsequenzen in Ruhe durchdenken und euch von niemandem zu etwas drängen lassen. Denkt daran, dass eine durchgeführte Untersuchung unter Umständen weitere nach sich ziehen kann, die euch jedoch auch keine finalen Fakten liefern können. Vielmehr besteht die Gefahr, dass ihr mit dem Erhalt von erschütternden Einschätzungen vor drastische Entscheidungen gestellt werdet, denen ihr euch vielleicht gar nicht gewachsen seht. Es kann tatsächlich soweit kommen, über Leben und Tod des eigenen Babys entscheiden zu müssen.

Zusätzlich solltest du wissen, dass nur bestimmte Anomalien überhaupt als wahrscheinlich diagnostiziert werden können, wohingegen andere Fehlbildungen am Fötus komplett unbemerkt bleiben. Die erhaltenen Ergebnisse zeigen außerdem nicht an, wie schwerwiegend die durch die Behinderung hervorgerufenen Einschränkungen tatsächlich ausfallen, wie hoch die Lebenserwartung des Kindes ist und welchen Verlauf die Krankheit weiterhin nimmt. Selbst wenn sehr zuverlässige Ergebnisse erzielt werden können, ist eine Behandlung oft gar nicht möglich. Hinzu kommt, dass auch Fehldiagnosen in beide Richtungen zustande kommen. So wird vielleicht eine Erkrankung des Kindes übersehen oder aber ein Fehlalarm ausgelöst, obwohl mit dem Kind letztlich alles in Ordnung ist.

Du siehst also, wie sensibel das Thema ist. Ich will dir dennoch kurz die bekanntesten Methoden erläutern, die im Normalfall nicht von der Krankenkasse abgedeckt sind und daher selbst bezahlt werden müssen.

## ...Ersttrimester-Screening

Hierbei handelt es sich um eine nicht invasive Kombination aus einer speziellen Ultraschallaufnahme und einem Bluttest, die zwischen der 11. und 14. Schwangerschaftswoche stattfinden muss, um eine gute Aussagekraft zu haben. Zum einen wird per Ultraschall die Dicke der embryonalen Nackenfalte gemessen, in der sich Lymphflüssigkeit ansammelt, was man auch Nackentransparenz-Test nennt. Überschreitet diese einen gewissen Wert, kann dies auf eine Chromosomen-Abweichung beim Ungeborenen hinweisen. Hierunter fallen sowohl die vergleichsweise häufig auftretende Trisomie 21, besser bekannt als Down-Syndrom, wie auch Trisomie 13 oder Trisomie 18. Die gleichzeitig erhobenen Daten der Blutprobe, die durch den Austausch an der Plazenta auch embryonale Zellen enthält, erhöhen die Genauigkeit der errechneten Wahrscheinlichkeiten immens. Dennoch kann es sein, dass Mediziner zu weiteren Tests raten, um die Vermutung zu untermauern beziehungsweise abzuschwächen. Auch die Ausbildung des Nasenbeinknochens wird oft zusätzlich als Indiz herangezogen.

Inzwischen lässt etwa jede dritte Schwangere diese Methode durchführen, selbst wenn aufgrund ihres Alters oder sonstiger Gegebenheiten kein erhöhtes Risiko für das Auftreten von genetischen Fehlbildungen besteht.

## ...Fruchtwasser-Untersuchung

Für die als Amniozentese bezeichnete Analyse saugt man eine minimale Menge Fruchtwasser ab, indem eine Hohlnadel in die Bauchdecke der Mutter eingeführt wird. Das Ganze passiert unter ständiger Überwachung per Ultraschall, dennoch können Schäden daraus hervorgehen. Da sich im Fruchtwasser auch Zellen des Kindes befinden, kann so dessen Erbgut auf biochemische oder genetische Schädigungen untersucht werden.

## ...Plazenta-Punktion

Anstatt die Fruchtblase zu punktieren, erfolgt die Zellentnahme hier in ganz ähnlicher Form direkt am Mutterkuchen, was auch Chorionzottenbiopsie heißt. Die so gewonnene Gewebeprobe enthält jede Menge Zellen, die auf verdächtige Abweichungen untersucht werden können.

## ...Nabelschnur-Punktion

Bei der Chordozentese schließlich entnimmt man per Einstich etwas Blut aus der Nabelschnur, welches eine besonders hohe Konzentration an frischen Zellen aufweist. Die weiteren Prozesse stimmen mit denen der Fruchtblasen- oder Plazenta-Punktion überein.

# SPANNENDE 40 WOCHEN
# DAS MYSTERIUM SCHWANGERSCHAFT

Ich hoffe, dass dich diese ganzen Informationen weder erschreckt noch überfordert haben. Es sind eine ganze Menge Themen, mit denen ihr euch als zukünftige Familie beschäftigt und damit bleiben die negativen darunter natürlich nicht aus. Ein gesundes Mittelmaß an Aufklärung und Vorsicht ist sicher der beste Rat, den ich dir geben kann. Außerdem kann es im Zweifel sehr hilfreich sein, eine professionelle Zweitmeinung einzuholen und euch ausschließlich auf Webseiten mit fundierten Angaben zu informieren. Manche Eltern-Foren können mehr Verwirrung erzeugen, als dass sie Unklarheiten ausräumen, weil unter den zahlreichen Meinungen auch viele Unwahrheiten verbreitet oder angebliche Risiken unnötig aufgebauscht werden.

Es ist und bleibt ein Wunder, dass ihr euch auf Zuwachs freuen dürft und darauf wollen wir uns in erster Linie fokussieren. Deswegen soll es nun darum gehen, welche Entwicklungsschritte euer Kleines in seinen spektakulären ersten Lebensmonaten durchläuft und wie sich diese gleichzeitig auf seine Mama auswirken.

## DAS WUNDER BEGINNT - ERSTES SCHWANGERSCHAFTS-DRITTEL (1. – 12. SSW)

Du weißt bereits, dass genau diese Phase am kritischsten ist. Viele Embryonen sterben in einem frühen Stadium ab, zum Beispiel, weil die befruchtete Eizelle einen unvollständigen Chromosomensatz aufweist. Man nennt diese Art der natürlichen Auslese auch das Alles-oder-nichts-Prinzip. In diesen ersten 12 Wochen findet die Organogenese, also das Anlegen der kindlichen Organe statt. Das Fruchtwasser wird zunächst größtenteils von der Mutter, ab der zweiten Schwangerschaftshälfte vom Kind selbst produziert. Es setzt sich übrigens tatsächlich zu 99 Prozent aus Wasser zusammen. Hormone, Kohlenhydrate, Mineralstoffe, Fette und Proteine machen den minimalen Rest aus. Außerdem schwimmen auch Härchen und Hautzellen des Kindes darin, weshalb auch eine Fruchtwasseruntersuchung überhaupt erst Sinn macht. Die Menge steigt von 30 Millilitern in Woche 10 bis auf 800 Milliliter bei der Geburt an. Das Fruchtwasser wird regelmäßig ausgetauscht, indem der Fötus später selbst davon trinkt und es wieder ausscheidet, dennoch bleibt es tatsächlich steril. Damit die Haut des Kindes beim Dauerbaden nicht angegriffen wird, ist sie mit der so genannten Käseschmiere überzogen, einer wachsartigen Fettschicht, die man bei der Geburt noch deutlich sehen kann.

Über den Verlauf der Schwangerschaft werdet ihr entsprechend den Mutterschafts-Richtlinien zu aktuell 10 Vorsorgeterminen beim Frauenarzt gehen. Diese finden zunächst alle 4 Wochen und ab der 32. Woche sogar alle 14 Tage statt. Sollte das Kind über den errechneten Termin hinaus überfällig sind, wird ebenfalls weiterhin kontrolliert. Bei diesen Gelegenheiten erfahrt ihr jede Menge über das Voranschreiten der Schwangerschaft und könnt eure Fragen dazu loswerden.

Dennoch ist es spannend, das Geschehen im Mutterleib selbst mitzuverfolgen. Dank dieser detaillierten Tabellen kannst du einschätzen, welche Prozesse der kleine Körper pro Woche durchläuft. Im Vergleich zu den folgenden Trimestern sind die Veränderungen zu Beginn mannigfach und die jeweiligen Erklärungen daher umso ausführlicher. Vielleicht findest du in weiterem Material leicht anderslautende Informationen oder aber euer Kind tanzt zum Beispiel bei Größe oder Gewicht etwas aus der Reihe. Kein Grund zur Sorge - jedes heranwachsende Baby und jede Schwangerschaft ist anders. Es geht lediglich um eine Orientierung. Abweichungen können daher immer auftreten, ohne dass dies etwas Negatives bedeuten muss.

| SSW | ungefähre Größe | ungefähres Gewicht |
|---|---|---|
| 4 | 0,5 mm | noch nicht messbar |

**Entwicklungsschritte:**

- Die Zellkugel ist gerade so groß wie ein Mohnsamenkorn.
- Alle Zellen kennen bereits ihre Funktion.
- Es werden kräftig Schwangerschaftshormone produziert.

| SSW | ungefähre Größe | ungefähres Gewicht |
|---|---|---|
| 5 | 0,2 cm | noch nicht messbar |

**Entwicklungsschritte:**

- Ein dickflüssiger Schleimpfropf bildet sich am Muttermund, um das Eindringen von Bakterien zu verhindern.
- Der Embryo erinnert an eine winzige Kaulquappe.
- Nasenlöcher und Mund werden am Kopf angelegt.
- Das noch sehr vereinfachte Herz beginnt zu pumpen.

| SSW | ungefähre Größe | ungefähres Gewicht |
|---|---|---|
| 6 | 0,4 - 0,5 cm | noch nicht messbar |

**Entwicklungsschritte:**

- Der Embryo verdoppelt seine Grüße auf die einer Linse.
- Mit etwas Glück kann der Herzschlag schon am Ultraschallgerät erkannt werden. Der Blutkreislauf ist zwar noch recht primitiv, es gibt aber bereits Blutgefäße und -körperchen.
- Der Embryo hat eine gekrümmte Form mit einem deutlichen Schwanz, der später wieder verwächst.
- Die als Gesamtstruktur bereits gut erkennbare Wirbelsäule bildet einzelne Wirbel sowie die Rippenbögen aus.
- Das Neuralrohr schließt sich, in dessen Innenraum das zentrale Nervensystem Platz findet.
- An den Seiten zeigen sich erste flossenähnliche Auswüchse, aus denen Beine und Arme entstehen.
- Die Augenbläschen bilden sich seitlich am Kopf.

| SSW | ungefähre Größe | ungefähres Gewicht |
|---|---|---|
| 7 | 1,2 cm | noch nicht messbar |

**Entwicklungsschritte:**

- Der Embryo gleicht einer länglichen Bohne.
- Alle Organe sind angelegt und bekommen nun komplexere Strukturen, sowohl die Lungen, die Nieren und die Leber wie auch das Gehirn und der Verdauungstrakt. Aus einem Teil des Darms entsteht der Magen.
- Die Kreislauffunktionen werden umfangreicher.
- Der einfache Verbindungskanal zur Plazenta wandelt sich zur Nabelschnur mit eigenen Blutgefäßen.
- Das Herz bildet seine 4 Kammern sowie einfache Herzklappen aus.
- Muskeln und Knochen beginnen zu wachsen, auch Gelenke werden sichtbar.
- Am überproportional großen Kopf zeigen sich Wölbungen, an denen die Augen mit Linse angelegt werden. Nasengrube und Gaumen entstehen. Treten hier Störungen auf, zeigt sich das häufig in einer Lippen-Kiefer-Gaumen-Spalte, die jedoch problemlos operiert werden kann.
- Das Gehirn teilt sich in verschiedene Bereiche.
- Die Bandscheiben an der Wirbelsäule werden fertiggestellt.
- Der Embryo hat bereits eine durchschimmernde Haut.

- Es bilden sich Finger und Zehen, die noch mit Schwimmhäuten miteinander verbunden sind. Dabei geht die Entwicklung der oberen Gliedmaßen immer schneller als die der unteren. Deshalb kann euer Kind später auch früher greifen als beispielsweise laufen.

| SSW | ungefähre Größe | ungefähres Gewicht |
|---|---|---|
| 8 | 1,6 cm | 1 Gramm |

**Entwicklungsschritte:**

- Der Embryo ist nun eine Million Mal so groß wie zum Zeitpunkt seiner Befruchtung und entspricht damit etwa dem Ausmaß einer Haselnuss.
- Das winzige Herz schafft 150 Schläge pro Minute, arbeitet also doppelt so schnell wie das der Mutter. Es sollte bei einer Untersuchung nun gut zu erkennen sein.
- Sämtliche Organe befinden sich an ihrem finalen Platz und gewinnen ebenfalls an innerer Struktur.
- Auch die Hände sowie Füße nehmen durch weitere Knochen und Knorpelchen vermehrt Form an.
- In den Hörorganen bilden sich Trommelfelle und Gehörknöchelchen.
- Die Bildung der äußeren Geschlechtsorgane beginnt langsam.

- Schädelknochen schützen das sich darunter entwickelnde Gehirn. Diese wachsen aber erst nach der Geburt vollständig zusammen, damit das Köpfchen leichter durch den Geburtskanal passt.
- Im Gesicht werden Sehnerven, Ohrmuscheln, Lippen, Zunge und Nase geformt. Im noch wenig definierten Kiefer zeigen sich Keimanlagen für die Milchzähnchen.
- Es werden zunehmend Verbindungen zwischen Nerven- und Muskelzellen aufgebaut. Der Embryo könnte damit theoretisch bereits auf Berührungen reagieren.

| SSW | ungefähre Größe | ungefähres Gewicht |
|---|---|---|
| 9 | 2 bis 2,3 cm | 2 Gramm |

**Entwicklungsschritte:**

- Der Embryo hat sich erfolgreich zum Fötus entwickelt, sein Fußabdruck würde nun 2 Millimeter messen.
- Die vollständig angelegten Organe nehmen teilweise ihre Funktion auf.
- Vor allem im Gehirn läuft der weitere Ausbau auf Hochtouren: Pro Minute entstehen dort 100 000 Nervenzellen, die sich nach und nach miteinander wie auch mit immer mehr Muskeln verknüpfen. Damit kann sich der Fötus reflexartig bewegen, sowie Geräusche und Lichtreize wahrnehmen.

- Die Gliedmaßen sind nun zweifelsfrei auszumachen, ein breiter Hals entsteht, Fußgelenke und Ellbogen werden geformt.
- Auch die Geschlechtsorgane wachsen weiter, sind aber per Ultraschall noch nicht zu unterscheiden.
- Das Gesicht definiert sich weiter, die Augenlider sind vorhanden.
- Der Fötus bewegt sich bereits fleißig und schlägt Purzelbäume im Mutterleib, die jedoch noch nicht wahrgenommen werden können.

| SSW | ungefähre Größe | ungefähres Gewicht |
|---|---|---|
| 10 | 3 cm | 4 Gramm |

**Entwicklungsschritte:**

- Mit Ablauf dieser Woche sind die Organe fertiggestellt.
- Der Hals wächst deutlich, so dass der Kopf bereits bewegt werden kann.
- Die Ohren sind zur richtigen Stelle gewandert. Lippen und Mund sind immer noch recht einfach aufgebaut, die Augen geöffnet.
- Der Fötus kann bereits schlucken.
- Entstehende Hautdrüsen lassen langsam einen feinen Haarflaum auf der Haut entstehen.

- Daumen und Zeigefinger entwickeln sich zu zwei selbständigen Gliedmaßen und die Fingernägel werden gebildet.
- Im Herzen gibt es inzwischen eine linke und rechte Hälfte.

| **SSW** | **ungefähre Größe** | **ungefähres Gewicht** |
|---|---|---|
| 11 | 4 cm | 7 bis 8 Gramm |

**Entwicklungsschritte:**

- Da die Organe nun nur noch weiter ausreifen müssen, ist eine sehr kritische Phase der Schwangerschaft überstanden. Der Embryo ist fortan weniger empfindlich gegenüber äußeren Einflüssen.
- Die Versorgung mit Nährstoffen und Sauerstoff steht für die nächsten Wochen an oberster Stelle, eine gute Funktion der Plazenta ist daher enorm wichtig.
- Im Gesicht sind nun auch die Augen weiter nach vorne gerückt, stehen jedoch noch etwas entfernt.
- Der Brustkorb wächst zu, um die inneren Organe zu schützen.
- Der kleine Körper ist etwas länglicher geworden, seine Muskeln sind meist in Bewegung. Bei einer Ultraschalluntersuchung reagiert er bereits auf äußeren Druck an der Bauchdecke.
- Da sich weitere Hautschichten bilden, wird der Fötus immer weniger durchsichtig.

- An den Fingerspitzen beginnen sich feine Furchen in der Haut zu bilden.
- Die äußeren Geschlechtsorgane entwickeln sich ebenfalls weiter.

| SSW | ungefähre Größe | ungefähres Gewicht |
|---|---|---|
| 12 | 5 bis 6 cm | 14 bis 16 Gramm |

**Entwicklungsschritte:**

- Nun sind die größten Risiken überstanden.
- Finger und Zehen trennen sich vollständig voneinander.
- Der Fötus entwickelt komplexere Gehirnfunktionen und kann gesteuerte Bewegungen ausführen, zum Beispiel gähnen, lächeln, eine Faust ballen oder die Stirn runzeln.
- Auch die Arme sind beweglicher geworden, das Beugen von Ellenbogen und Handgelenken klappt.
- Das Gesicht ist nun mit hoher Stirn gut ausgeformt und auch die Augen sitzen richtig, so dass die Gesichtszüge nicht mehr seltsam wirken. Der Kopfdurchmesser liegt bei 1,5 bis 2 Zentimetern. Die noch transparenten Augenlider können geschlossen werden, darunter ist die dunkle Netzhaut zu erkennen.
- Der Fötus baut ein eigenes System auf, um Blut in Leber, Milz und Knochenmark zu bilden.
- Die Struktur der Knochen wird stabiler.

- Da sogar schon ein Saugreflex vorliegt, nuckelt der Embryo gelegentlich am Daumen.

## ...Typische Begleiterscheinungen

Von den Frühanzeichen einer Schwangerschaft hatten wir schon gesprochen. Sie machen sich spätestens ab der 7. Woche bemerkbar, können übers gesamte erste Drittel bestehen bleiben und deine Partnerin ganz schön quälen. Zu den körperlichen Symptomen wie Erbrechen und Müdigkeit und einem verstärkten Harndrang gesellen sich beispielsweise auch Kopfschmerzen und unangenehme Blähungen hinzu.

Die Übelkeit kann zu verschiedenen Tageszeiten auftreten und unterschiedlich stark ausgeprägt sein, muss aber nicht unbedingt zum Erbrechen führen. Wenn deine Partnerin schon morgens mit flauem Magen aufwacht, können ihr unter Umständen ein paar Kekse helfen, den Blutzuckerspiegel auszupendeln, noch bevor sie aufsteht. Fenchel- und Kamillen-Tees sind ideal, um sowohl Magen als auch Darm zu beruhigen. Manchen hilft es, mehrere kleine Portionen über den Tag verteilt zu essen.

Auch die Brüste werden bereits größer und schwerer, reagieren empfindlich oder gar schmerzhaft. Die Brustwarzen können sich dunkel färben. Die Beschwerden lassen sich durch bequemere BHs etwas lindern, die aber dennoch gut stützen, damit das Gewebe nicht überdehnt wird. Es darf auch fleißig gecremt und massiert werden.

Ab etwa der 7. Woche spielt außerdem der Geruchs- und Geschmackssinn bei vielen Frauen verrückt. Plötzlich kann deine Liebste dein Parfum nicht mehr riechen, vergöttert aber Rosenkohl, den sie sonst nie mochte. Hier gilt es alles zu meiden, was in ihr Ekel verursachen könnte und besonders bekömmliche Zutaten auf euren täglichen Speiseplan zu setzen.

Je nach Kreislaufbefinden und der Tendenz zu Krampfadern werden vom Frauenarzt eventuell auch frühzeitig Stützstrümpfe verordnet, um hier Problemen vorzubeugen.

## ENDLICH ZEIGT SICH EINE WÖLBUNG - ZWEITES SCHWANGERSCHAFTSDRITTEL (13. – 28. SSW)

Mit Beginn der 13. Woche ist erst einmal Durchatmen angesagt. Euer Nachwuchs hat die Gefahrenzone verlassen und ihr könnt nun andere Menschen in euer Geheimnis einweihen.

Nachdem die Anlage der Organe bereits abgeschlossen ist, stehen beim Fötus nun der Feinausbau sowie die Ausbildung der Sinne auf dem ganz schön straffen Programm fürs zweite Drittel. Wann sich der wachsende Bauch tatsächlich zeigt, ist dabei allerdings nicht zu sagen. Manche Schwangere passen schon in der 10. Woche nicht mehr in ihre Hosen, aber beim ersten Kind tritt das Bäuchlein hingegen oft erst ab dem 4. oder 5. Monat zutage.

Da der Fötus lange sehr gekrümmt liegt, misst man seine Länge bis zur 20. Woche vom Scheitel bis zum Steiß. Erst ab der 21. Woche werden die Beine mitberücksichtigt und die Körperlänge bis zu den Fersen angegeben. Das erklärt, warum du in der Tabelle so einen immensen Sprung zwischen diesen beiden Zeilen findest.

| SSW | ungefähre Größe | ungefähres Gewicht |
|---|---|---|
| 13 | 7,5 cm | 23 Gramm |

**Entwicklungsschritte:**

- Die Leber filtert bereits Nährstoffe, während die Nieren Urin und die Bauchspeicheldrüse Insulin produziert.
- Der Fötus schluckt konstant Fruchtwasser, das er über seine bereits funktionierende Blase wieder ausscheidet.
- Bein- und Beckenknochen sind erkennbar.
- Wimpern beginnen zu wachsen.
- Der Tastsinn prägt sich aus.
- Zunge und Stimmbänder beginnen ihre Zusammenarbeit.

| SSW | ungefähre Größe | ungefähres Gewicht |
|---|---|---|
| 14 | 8,7 cm | 43 Gramm |

**Entwicklungsschritte:**

- Der Nacken bildet sich, der Fötus kann den Kopf heben.
- Er übt das Atmen bereits im Fruchtwasser.
- Speise- und Luftröhre sind angelegt.
- Geschmacks- und Gleichgewichtssinn entstehen.

- Reize können vom Gehirn verarbeitet werden.
- Der einzigartige Finderabdruck des Babys ist angelegt.

| SSW | ungefähre Größe | ungefähres Gewicht |
|---|---|---|
| 15 | 10 cm | 70 Gramm |

**Entwicklungsschritte:**

- Inzwischen so groß wie ein Orange konzentriert sich der Fötus darauf, seine Knochen zu verhärten.
- Sein Herz ist vollständig ausgereift.
- Die Iris der Augen wird fertiggestellt, es wachsen Augenbrauen und Kopfhaare.
- Das Baby kann seinen Mund bewegen und hat sogar manchmal Schluckauf
- 

| SSW | ungefähre Größe | ungefähres Gewicht |
|---|---|---|
| 16 | 12 cm | 100 Gramm |

**Entwicklungsschritte:**

- Nachdem die Organe bereits gut arbeiten, gewinnt der Fötus nun in erster Linie an Größe und Gewicht.
- Er streckt sich mehr in die Länge und nimmt die richtigen Proportionen an.

- Die endgültigen Verbindungen zwischen Muskeln und Nervenbahnen sind fertiggestellt.
- Da seine eigene Schilddrüse die Arbeit aufnimmt, entstehen wichtige Wachstumshormone.
- Die Haut ist nun komplett von zarten Härchen bedeckt, dem Lanugoflaum, der später teilweise wieder ausfällt. Zusätzlich schützt die von den Talgdrüsen produzierte Käseschmiere.

| SSW | ungefähre Größe | ungefähres Gewicht |
|---|---|---|
| 17 | 13 cm | 140 Gramm |

**Entwicklungsschritte:**

- Der kleine Körper legt langsam eine Fettschicht unter der Haut an, um nicht auszukühlen.
- Das Gehör prägt sich aus, der Fötus lernt die Stimme seiner Mutter kennen.
- Auch das Immunsystem entsteht
- Das Geschlecht des Kindes sollte ab jetzt per Ultraschall zu erkennen sein.

| SSW | ungefähre Größe | ungefähres Gewicht |
|---|---|---|
| 18 | 14 cm | 190 Gramm |

**Entwicklungsschritte:**

- Noch schläft der dünne Fötus bis zu 20 Stunden täglich. In den wachen Phasen ist er umso aktiver, die Bewegungen sind nun oft schon spürbar und treten häufig auf, wenn die Mutter selbst im Ruhezustand ist.
- Die Geschmacksnerven werden gebildet.
- Bei Mädchen sind nun schon die Eierstöcke mit sämtlichen Eizellen angelegt, die später während der fruchtbaren Jahre heranreifen.
- Im Darm sammelt sich zum ersten Mal grünlich-schwarzer Stuhlgang, der nach der Geburt die erste Windel füllen wird.

| SSW | ungefähre Größe | ungefähres Gewicht |
|---|---|---|
| 19 | 15, 5 cm | 240 Gramm |

**Entwicklungsschritte:**

- Der Fötus schluckt täglich um die 400 Milliliter Fruchtwasser und entleert seine Blase sehr häufig, was die Harnwege trainiert.
- Die Augen sind gut entwickelt und bewegen sich bereits, wobei die Lider bis zum Ende dieses Trimesters geschlossen bleiben.

- Das Baby kann treten, sich zusammenrollen und wieder ausstrecken.

| SSW | ungefähre Größe | ungefähres Gewicht |
|---|---|---|
| 20 | 16, 5 cm | 300 Gramm |

**Entwicklungsschritte:**

- Der Fötus greift nach der Nabelschnur, seine Bewegungen werden immer aktiver.
- Seine Brust hebt und senkt sich merklich beim Atmen, obwohl er sich noch im Wasser befindet.
- Er kann nun sowohl riechen als auch sehen.

| SSW | ungefähre Größe | ungefähres Gewicht |
|---|---|---|
| 21 | 27 cm | 360 Gramm |

**Entwicklungsschritte:**

- Die Haut wird fester und nimmt eine rötlichere Farbe an.
- Der Fötus findet einen eigenen Wach- und Schlafrhythmus, wovon er immer noch gut 16 Stunden schlummert.
- Das fleißige Herz transportiert täglich stolze 100 Liter Blut.
- Das Gehör wird verfeinert, das Baby nimmt den Herzschlag der Mutter als beruhigendes Hintergrundgeräusch wahr.

| SSW | ungefähre Größe | ungefähres Gewicht |
|---|---|---|
| 22 | 28 cm | 430 Gramm |

**Entwicklungsschritte:**

- Die Gehirnwindungen werden weiter ausgearbeitet, was für die Verfeinerung der Sinneswahrnehmungen dient.
- Das Innenohr ist komplett funktionsfähig.
- Der immer noch sehr zarte Körper schluckt unaufhörlich nahrhaftes Fruchtwasser. Dadurch bekommt er oft Schluckauf und hustet auch.

| SSW | ungefähre Größe | ungefähres Gewicht |
|---|---|---|
| 23 | 29 cm | 500 Gramm |

**Entwicklungsschritte:**

- Die zunehmend wachsenden Kopfhaare haben noch keine Pigmente.
- Der Fötus erkennt nun auch die Stimme des Vaters und erschrickt bei lauten Geräuschen.
- Das Denk- und Erinnerungsvermögen entsteht

| SSW | ungefähre Größe | ungefähres Gewicht |
|---|---|---|
| 24 | 30 cm | 600 Gramm |

**Entwicklungsschritte:**

- Die extra Schwangerschaftspfunde der Mutter verhelfen auch dem Fötus zu mehr Pölsterchen.
- Der Gleichgewichtssinn wird ausgeprägter, wodurch sich auch seine Bewegungen verändern.
- Als Papa kannst du den Herzschlag des Babys an der Bauchdecke hören.

| SSW | ungefähre Größe | ungefähres Gewicht |
|---|---|---|
| 25 | 35 cm | 660 Gramm |

**Entwicklungsschritte:**

- Der Fötus kann bereits auf Außenreize wie Kälte oder Druck reagieren und in Stresssituationen einen erhöhten Puls entwickeln.
- Außerdem unterscheidet sein Geschmackssinn bereits sauer, süß und bitter.
- Er kann mit den Fingern und Zehen wackeln.

| SSW | ungefähre Größe | ungefähres Gewicht |
|---|---|---|
| 26 | 37 cm | 750 Gramm |

**Entwicklungsschritte:**

- Die Wirbelsäule wird stabiler und das Baby zunehmend kräftiger, die Haut somit weniger runzelig.
- Die Lungen erfahren einen deutlichen Entwicklungsschub und die Nasenflügel bewegen sich.
- Es fängt an, zu zwinkern und kann grobe Formen unterscheiden.
- Auch das Schmerzempfinden ist bereits vorhanden.
- Außerdem ertastet es die Gebärmutter von innen.

| SSW | ungefähre Größe | ungefähres Gewicht |
|---|---|---|
| 27 | 37 cm | 900 Gramm |

**Entwicklungsschritte:**

- Die Augen des Babys sind nun geöffnet, es kann durch die Bauchdecke der Mutter einen rötlichen Farbton wahrnehmen.
- Die Unterscheidung zwischen Licht und Schatten beginnt.
- Es strampelt heftig und reagiert damit auch, wenn es durch die Gefühlslage der Mutter verunsichert wird.
- Außerdem probiert es verschiedene Liegepositionen aus.

| SSW | ungefähre Größe | ungefähres Gewicht |
|---|---|---|
| 28 | 38 cm | 1000 Gramm |

**Entwicklungsschritte:**

- Nun ist die Reifung der Lunge bereits gut vorangekommen.
- Der Bewegungsdrang des Babys kann teilweise schmerzhaft für die Mutter werden.
- Die Innenwand der Gebärmutter verändert sich etwas, um das Kind in die richtige Geburtslage zu bringen.
- Der Kopf hat bereits einen Durchmesser von 7,5 Zentimetern.
- Mütterliche Antikörper aus der Plazenta bauen das eigene Immunsystem weiter aus.

## ...Worauf ist zu achten?

Während die meisten Frauen im ersten Trimester gerade mal 1 bis 2 Kilogramm zunehmen, ändert sich das nun für gewöhnlich sichtbar. Bis zum Ende der Schwangerschaft werden sich diese Extrapfunde gut verzehnfachen - 10 bis 15 Kilogramm sind es im Durchschnitt. Neben dem Baby selbst, dass erst später mit 3 Kilogramm zu Buche schlägt, bringen zum einen die sich vergrößernde Gebärmutter mit der Plazenta sowie das Fruchtwasser zusätzliches Gewicht auf die Waage. Außerdem steigt die Blutmenge einer Schwangeren von circa 5 auf 6,5 Liter an und die Brüste werden deutlich größer. Den Hauptanteil machen aber Wassereinlagerungen und eigene Fettreserven an unterschiedlichen Körperstellen aus. Gerade wegen der so schönen neuen Rundungen und den positiven Reaktionen anderer Leute auf den kugeliger werdenden Bauch fühlen sich Schwangere im zweiten Drittel rundum wohl. Aber auch die Hormone Östrogen und Progesteron helfen im Hintergrund mit. Außerdem ist die Frau im Normalfall nun ihre lästigen Beschwerden losgeworden. Es ist langsam an der Zeit, Umstandskleidung anzuschaffen, denn lange wird es mit den üblichen Klamotten wohl nicht mehr funktionieren.

Auch der Suche einer Hebamme solltet ihr euch jetzt schon widmen. Dazu erkläre ich dir später noch Details. Manche Frauen spüren in dieser Phase oder auch zu anderen Zeiten während der Schwangerschaft ein unangenehmes Ziehen im Bauch, das die sich weitende Gebärmutter auslöst. Hier können Sprudeltabletten mit Magnesium entgegenwirken, welche die

Muskulatur zu entspannen. Auch äußerlich treten nun vermehrt Schwangerschaftsstreifen auf, weil das Gewebe der Haut zu stark gedehnt wird. Dagegen hilft nur regelmäßiges Einölen, um diese Spuren so gering wie möglich zu halten. Schwangerschaftsstreifen sind irreparabel, sie können später höchstens per Laser behandelt werden. Auch die Linea nigra tritt als eine vom Bauchnabel nach unten verlaufende, pigmentierte Linie bei vielen Frauen nun deutlich hervor. Sie verschwindet spätestens nach der Entbindung von selbst.

## ...Mädchen oder Junge?

Etwa 80 Prozent der Eltern wollen heutzutage das Geschlecht ihres Kindes schon vor der Geburt erfahren und Gender-Reveal-Partys sind groß in Mode, bei denen man diese News auch mit seinen Angehörigen und Freunden teilt. Möglich ist die Feststellung per Ultraschall in der Theorie ab etwa der 17. Woche. Wenn ihr euch jedoch noch 3 weitere Wochen geduldet, wird das Ergebnis umso eindeutiger ausfallen. Es sei denn, der Nachwuchs liegt so ungeschickt, dass euer Frauenarzt keine treffsichere Aussage treffen kann. Durch gezieltes Schallen im Bereich der Geschlechtsorgane zeigt sich in der Regel recht deutlich, ob ein Penis ausgebildet ist oder nicht. Trotzdem kommt es immer wieder zu vereinzelten Fehleinschätzungen.

Übrigens steigt die Chance auf einen eindeutigen Hinweis am Bildschirm nicht unbegrenzt weiter an. Denn spätestens ab der 30. Woche wird es für das Kind so eng im Bauch, dass es nicht mehr mit gespreizten Beinen herumschwimmen kann.

# ES WIRD LANGSAM ENG – LETZTES SCHWANGERSCHAFTS-DRITTEL (28. – 40. SSW)

Zwar reifen viele Körperfunktionen des Babys noch aus und werden komplexer, doch in erster Linie dient die verbleibende Zeit dazu, groß und stark genug für den Übertritt in die Welt da draußen zu sein. Wie du weißt, ist eine Frühgeburt nun nicht mehr lebensbedrohlich, solange das Baby in einem Perinatalzentrum behandelt wird.

Allein durch den immer umfangreicheren Bauch fühlen sich Schwangere zunehmend eingeschränkt. Und tatsächlich ist nun auch jede Bewegung für sie anstrengender. Hinzu kommen oft dicke Arme und Beine sowie pochende Venen, ständiger Blasendruck oder auch eine Sehschwäche. Durch die veränderte Körperhaltung und das sich immer weiter verlagernde Gewicht des Bauches klagen viele Frauen auch über Rückenschmerzen und finden nur schwer eine bequeme Schlafposition. Durch den großen Innendruck wölbt sich bei manchen Frauen der eigene Bauchnabel nach außen. Keine Sorge, das vergeht nach der Geburt ebenfalls wieder von alleine. Etwa 3 bis 4 Wochen vor der Entbindung zeigen sich Senkwehen in unregelmäßigen Abständen, dank derer der Fötus noch tiefer ins Becken der Mutter rutscht. Gelingt das nicht, versuchen Mediziner und Hebammen, es von außen zu drehen, was ebenfalls sehr unangenehm für die Schwangere werden kann.

| SSW | ungefähre Größe | ungefähres Gewicht |
|---|---|---|
| 29 | 39 cm | 1 200 Gramm |

**Entwicklungsschritte:**

- Die Gebärmutter dehnt sich weiter, um Platz für den wachsenden Fötus zu schaffen, der nun auch an Muskelmasse gewinnt. Bis zur Geburt sollte sein Gewicht möglichst noch verdreifacht werden.
- Milliarden von Nervenzellen wachsen, um die Gehirnleistung zu unterstützen.
- Die Nervenbündel werden für eine schnelle Reizweiterleitung mit Schutzhüllen umgeben.
- Das Baby kann auf Berührungen am Bauch reagieren und die eigene Atmung kontrollieren.

| SSW | ungefähre Größe | ungefähres Gewicht |
|---|---|---|
| 30 | 40 cm | 1 300 Gramm |

**Entwicklungsschritte:**

- Nun ist häufig zu sehen, wie der Kopf oder ein Fuß von innen die Bauchdecke nach oben drückt.

- Manche Kinder nehmen bereits die Geburtsposition mit dem Köpfchen nach unten ein.
- Die Knochen sind schon deutlich fester.
- Der Gehörsinn kann tiefe und höhe Töne unterscheiden.
- Ein nun geborenes Baby wäre wohl in der Lage, selbständig zu atmen.

| SSW | ungefähre Größe | ungefähres Gewicht |
| --- | --- | --- |
| 31 | 41 cm | 1 500 Gramm |

**Entwicklungsschritte:**

- Der Platz zum Strampeln wird immer enger, die Bewegungen an sich aber auch koordinierter und weniger ruckartig.
- Das Baby verhält sich ruhiger, schläft weiterhin viel und träumt bereits.

| SSW | ungefähre Größe | ungefähres Gewicht |
| --- | --- | --- |
| 32 | 42 cm | 1 700 Gramm |

**Entwicklungsschritte:**

- Ab dieser Woche liegt das Kind zu etwa 90 Prozent richtig herum und kann sich voll auf seine Gewichtszunahme von 150 bis 200 Gramm pro Woche konzentrieren.

- Die aufgebaute Fettschicht ist in der Lage, die Körpertemperatur zu regeln.
- Bei Jungs ist der Hoden in den Hodensack gewandert.

| SSW | ungefähre Größe | ungefähres Gewicht |
|---|---|---|
| 33 - 40 | 44 - 51 cm | 2 200 – 3 500 Gramm |

**Entwicklungsschritte:**

- Die Entwicklung ist prinzipiell abgeschlossen, nun geht es nur noch um weitere Gewichtszunahme und die vollständige Absenkung ins Becken.

## WÄCHST DEIN BAUCH MIT? - DAS COUVADE-SYNDROM

Wahrscheinlich hast du von dieser seltsamen Erkrankung noch nie gehört, weil sie eigentlich auch gar keine ist. Dahinter verbirgt sich schlichtweg ein Phänomen, das manche werdenden Väter zeigen. Sie können sich so hervorragend in ihre Partnerin hineinfühlen, dass sie quasi aus Solidarität und dennoch ganz unbewusst ähnliche Symptome entwickeln. Dabei legen sie nicht nur ein eigenes Schwangerschaftsbäuchlein zu, sondern leiden teilweise ebenso unter Stimmungsschwankungen oder Übelkeit. Ihren Alltag passen sie in allen Bereichen dem der Mutter an, sei es was die Ernährung als auch die Ruhepausen angeht. Das klingt verrückt, bereitet die Papas in spe aber psychologisch umso besser auf ihre bevorstehende Rolle vor. Sollte es dir ähnlich gehen, besteht also kein Grund zur Sorge. Spätestens mit der Geburt werden auch diese Anzeichen wieder verschwinden und die paar Kilos zu viel könnt ihr dann gemeinsam wieder abtrainieren.

# DOS UND DON´TS – WORAUF DU BEI DEINER PARTNERIN ACHTEN SOLLTEST

Dass Suchtmittel aller Art die komplette Schwangerschaft über absolut tabu für deine Partnerin sind, sollte klar sein. Schon kleinste Mengen können Schäden am Ungeborenen anrichten oder das weitere Wachstum beeinträchtigen. Nikotin beispielsweise verengt die Gefäße und kann damit die Sauerstoffversorgung erschweren. Während Alkohol völlig ungefiltert in den Blutkreislauf des Babys gelangt. Ist die Mutter angetrunken, gilt dies für das Kleine also in viel höherer Konzentration ebenfalls.

Doch bei anderen Verhaltensweisen fällt es der Mutter vielleicht gar nicht so leicht, sich bewusst umzustellen. Wirf du deswegen ebenfalls ein Auge darauf, unterstütze ihre gesunde Lebensweise und gib ihr viel Hilfestellung. Dazu gehört auch, sie an die Einnahme ihrer Nahrungsergänzungsmittel zu erinnern und ihr im letzten Drittel Socken und Schuhe anzuziehen, wenn sie es selbst nicht mehr schafft.

**Diese Punkte sollten, wenn möglich, eingehalten werden:**

- Eine abwechslungsreiche, gesunde Ernährung (siehe nächstes Unterkapitel).
- Viel Bewegung an der frischen Luft und unbedenkliche Sportarten. Spazierengehen, Walking, Schwimmen, Yoga und Pilates für Schwangere sowie leichtes Ausdauertraining sind ideal. Da dies sehr von der jeweiligen Schwangeren und ihrem Zustand abhängt, soll hier am besten der behandelnde Frauenarzt Empfehlungen aussprechen.
- Regelmäßige Ruhepausen und ausreichend Schlaf.

**Und das sollte deine Partnerin vermeiden:**

- Stress und emotionale Extremsituationen.
- Strahlung jeder Art, beispielsweise im Rahmen einer Röntgenaufnahme beim Zahnarzt.
- Kontakt zu anderen Menschen, die an ansteckenden Krankheiten leiden oder diese gerade auskuriert haben, vor allem zu Kindern mit Röteln.
- Einen zu niedrigen Blutdruck, der Kreislaufbeschwerden auslösen kann. Also keine heißen Saunagänge oder anstrengenden Höhentouren in den Bergen.
- Zu starke körperliche Verausgabung, die den Puls über 130 schneller werden lässt, wie bei übermäßigem Sport.
- Heben und Tragen von schweren Lasten.
- Zu eng sitzende Kleidung, welche die Durchblutung stören könnte.

- Äußerliche Einwirkungen auf den Bauch, wie Stöße durch Menschengedränge, unkontrollierte Bewegungen von tobenden Kleinkindern, etc.
- Die Einnahme von Medikamenten ohne ärztliche Rücksprache.

Erinnerst du dich an die Plazentaschranke? Diese ist für den letzten Punkt von Bedeutung. Denn es gibt einige pharmazeutische Inhaltsstoffe, die hier ungehindert zum Baby durchdringen, während andere erfolgreich abgefangen werden. Daher existiert eine ganze Liste an Medikamenten, die während der Schwangerschaft (und oft auch noch in der Stillzeit) nicht eingenommen werden dürfen. Stattdessen kann man versuchen, so gut wie möglich auf bewährte Hausmittel umzusteigen. Manche Antibiotika sind dagegen für Mutter und Kind unbedenklich, hier entscheidet dann aber der behandelnde Arzt.

Und noch eine Bemerkung zum Thema Urlaub. Prinzipiell sind Reisen vor der 35. Woche unproblematisch, solange deine Partnerin sich wohl fühlt und nicht unter ärztlicher Beobachtung steht. Ihr solltet allerdings das Zielland vernünftig auswählen. Lange Flugstrecken erhöhen die Thrombosegefahr und tropische Temperaturen oder überhaupt extremer Klimawechsel können die Schwangere unnötig belasten. Außerdem gibt es in manchen Ländern Impfvorschriften oder hohe Gesundheitsrisiken wie beispielsweise die Infektion mit Malaria. Diese gilt es daher definitiv von der aktuellen Wunschliste zu streichen. Nachtarbeit ist für werdende Mütter übrigens heutzutage komplett verboten und in manchen Berufen fallen Schwangere schon früh unter einen besonderen Schutz oder ein Beschäftigungsverbot, wie beispielsweise als Krankenschwester, Flugbegleiterin, Paketbotin oder Laborantin. Hier macht es also Sinn, den Arbeitgeber früh über die Schwangerschaft zu informieren. Der Kündigungsschutz besteht in jedem Fall.

## ESSIGGURKEN MIT MARMELADE? – DIE RICHTIGE ERNÄHRUNG IN DER SCHWANGERSCHAFT

Mit einer guten Versorgung des Ungeborenen durch eine ausgewogene Ernährungsweise kann deine Partnerin schon einen sehr großen Beitrag leisten. Dass sie dabei mengenmäßig für zwei essen muss, ist jedoch Unsinn. Nicht doppelt so viel, sondern doppelt so wertvoll sollte die Devise heißen! Denn der tatsächliche Nährstoffbedarf erhöht sich gerade einmal um anfänglich 100 Kalorien und später 250 Kalorien täglich, also ein bis zwei Bananen zusätzlich.

Auf den Einkaufszettel gehören jede Menge frisches Obst und Gemüse. Die darin enthaltenen Vitamine helfen gleichzeitig gegen das erhöhte Trägheitsgefühl. Außerdem Vollwertprodukte wie Vollkornnudeln, Müsli und dunkles Brot, ballaststoffreiche Kost wie Linsen, Quinoa oder auch Milchprodukte. Fleisch und Fisch enthalten wichtige Eiweiße, wobei sie in Maßen und verlässlicher Bio-Qualität genossen werden sollten.

Alles in allem ist eine gute Balance erstrebenswert und zwar aus Kohlenhydraten, gesunden Fetten, Eiweiß, Mineralstoffen wie Kalzium und Magnesium sowie Spurenelementen, allen voran Eisen und Jod. Lasst die Finger von starken Gewürzen und zu fettigen Speisen, damit alles magenverträglich ist und schonend verdaut werden kann.

**Einige Lebensmittel stehen allerdings auf der schwarzen Liste für Schwangere:**

- Sehr weich gekochte oder rohe Eier.
- Rohes Fleisch und Mett sowie ungenügend erhitztes Fleisch.
- Roher Fisch und rohe Austern.
- Leber und daraus hergestellte Produkte wie Leberwurst.
- Rohmilch-Produkte wie Camembert, Limburger, Feta oder Mozzarella.
- Milchprodukte, die nicht pasteurisiert wurden.
- Zu lange oder falsch gelagerte Nahrungsmittel.
- Lebensmittel, die bereits Schimmelanzeichen zeigen.

Die darin möglicherweise enthaltenen Keime können bei der Mutter Krankheiten wie Toxoplasmose, Salmonellen, eine Listerien-Infektion oder auch eine Lebensmittelvergiftung hervorrufen, die im schlimmsten Fall zu Fehlbildungen oder gar einem Schwangerschaftsabgang führen. Gut durchgegarte Lebensmittel und Dauerkonserven sind dagegen unbedenklich. Achtet außerdem darauf, frische Erzeugnisse, wie Gemüse, gründlich zu waschen. Trotz des empfohlenen Fischverzehrs sollten Makrele, Seeteufel, Rotbarsch, Thunfisch und einige weitere wegen der enthaltenen Quecksilberspuren nur gelegentlich gegessen werden.

Ebenso wichtig wie die Auswahl der richtigen Nahrungsmittel ist aber die ausreichende Flüssigkeitsaufnahme. Daher heißt es trinken, trinken, trinken, idealerweise bis zu 3 Liter am Tag. Am besten Wasser, gerne auch mit einer Zitronenspalte, etwas frischem Ingwer oder ein paar Gurkenscheibchen versetzt. Außerdem sind ungesüßte Kräuter- oder Früchtetees und zuckerfreie Saftschorlen ideal. Schwarzer Tee und Kaffee sollten dagegen nur in Maßen konsumiert werden. 3 Tassen pro Tag sind schon das oberste Maximum, da das Koffein den Herzschlag des Kindes erhöht und schlecht wieder abgebaut werden kann. Darüber hinaus stört es die Aufnahme von wichtigem Eisen in den Kreislauf. Entkoffeinierte Tee- und Kaffeesorten oder Produkte aus Gerstenmalz sind somit deutlich besser geeignet. Auch viele grüne Tees sind übrigens koffeinhaltig, daher auch hier lieber auf Kräutervarianten wie Melisse oder Rooibos umschwenken.

Der umgestellte Speiseplan kann neben positiven Effekten fürs Ungeborene leider lästige Blähungen für die Mutter mit sich bringen. Auch wirken sich besonders kalzium- oder eiweißreiche Lebensmittel teilweise auf die Verdauung aus. Hier helfen erneut Magen-Darm-Tees. Trotz größter Sorgfalt beim Essen gibt es einige Zusatzstoffe, die Schwangere normalerweise verordnet bekommen, um das Kind vollständig zu versorgen. Dazu gehören sowohl Folsäure (mindestens bis zur 13. Woche) wie auch Jod, das die Schilddrüsenfunktion der Mutter unterstützt und für das allgemeine Wachstum sowie das Gehirn des Babys wichtig ist. Ab der 15. Woche kann zusätzlich Kalzium eingenommen werden, da der Bedarf für den Aufbau des fetalen Knochenskeletts erhöht ist.

Omega-3-Fettsäuren verhelfen zu einer intakten Bildung des Nervensystems und die Vitamine B6 und B12 beugen Fehlbildungen vor. Es gibt daher verschiedene Kombinationspräparate für Schwangere, die teilweise auch noch mit Vitaminen oder Magnesium angereichert sind. Lasst euch einfach während der Vorsorge oder in einer Apotheke beraten.

Wenn sich deine Partnerin bislang vegetarisch oder vegan ernährt, lohnt sich ebenfalls ein Arzt-Gespräch, um Mängeln entsprechend vorzubeugen.

# VON LANGER HAND GEPLANT – NÖTIGE ÜBERLEGUNGEN UND VORBEREITUNGEN

So herzlos es klingen mag, bedeutet die Erwartung eines Babys doch auch einiges an organisatorischem Aufwand. Manche Erledigungen und Besorgungen kann man gar nicht so lange vor sich herschieben, weil man sonst dumm aus der Wäsche kuckt. Umso wichtiger ist es also, euch frühzeitig mit diesen Themen auseinanderzusetzen, selbst wenn manches erst nach der Entbindung final abgearbeitet werden kann.

## DIE ZEIT DRÄNGT – WORUM IHR EUCH FRÜHZEITIG KÜMMERN SOLLTET

Bevor ihr euch finanziellen Zuschüssen und amtlichen Eintragungen widmet, stehen zuerst die folgenden Aufgaben an.

- **Die Kontaktaufnahme mit der Krankenkasse**

So könnt ihr direkt zu Beginn der Schwangerschaft klären, welche Zusatzleistungen über die regulären Vorsorgeuntersuchungen und einen Geburtsvorbereitungskurs hinaus eventuell noch für deine Partnerin gelten. Darunter können die Kostenübernahme für Nahrungsergänzungsmittel oder ein Erstsemester-Screening fallen. Auch über die Geburt hinaus bieten die Kassen unterschiedliche Services und zahlen beispielsweise für manche Säuglingskurse. Lasst euch beraten, ob und ab wann eine Familienversicherung Sinn macht (siehe Mutterschaftsgeld) oder über welchen Elternteil der neue Erdenbürger abgedeckt werden soll.

- **Die Suche nach einer Hebamme**

Sie sind begehrt, haben aber natürlich nur begrenzte Kapazitäten. Versucht daher schon früh eine zu finden, bei der die Sympathie stimmt. Die Hebamme sollte ab circa 4 Wochen vor dem errechneten Geburtstermin verfügbar sein, um die Nachsorge bei deiner Liebsten zu übernehmen. Wer sich hier zu spät kümmert, kommt oft richtiggehend in Stress und muss mittelmäßige Kompromisse eingehen. Man rechnet mit einer Betreuung über insgesamt ungefähr 8 Wochen, während derer sie die

Hochschwangere zuhause besucht und nach der Geburt dann regelmäßige Kontrollbesuche durchführt. Mit etwas Glück könnt ihr hier gleich zwei Fliegen mit einer Klappe schlagen und die ausgesuchte Geburtshelferin bietet selbst auch Kurse für werdende Eltern an.

- **Information über das Betreuungsangebot am Wohnort**

Es ist bekannt, dass wir in Deutschland nicht gerade ein Überangebot an Betreuungsplätzen haben. Um die wenigen muss man sich also förmlich streiten und entsprechend früh bewerben. Wenn für euch klar ist, dass das Kind aus beruflichen Gründen schon früh in eine Kita oder zur Tagesmutter kommt, solltet ihr euch nach den Möglichkeiten und Preisen erkundigen und euch auch schon vor Ablauf der 12. Woche auf die Warteliste setzen lassen. Stadt- und Gemeindeverwaltungen sind hier der richtige Ansprechpartner aber auch kirchliche Träger oder die Jugendämter. Schaut euch die Optionen selbst vor Ort an, um mit einem guten Gefühl Entscheidungen treffen zu können.

- **Die Vormerkung für Geburtsvorbereitungs- und Elternkurse**

Neben der Hebamme selbst bieten Kranken- oder Geburtshäuser wie auch Mütterzentren und Familienbildungsstätten Geburtsvorbereitungskurse an. Auch hier fängt der frühe Vogel den Wurm, denn die verfügbaren Plätze sind schnell voll. Achtet bei der Anmeldung darauf, dass die Kurstermine am Ende der Schwangerschaft liegen, aber komplett absolviert werden können. Daneben gibt es noch eine Reihe an weiteren Möglichkeiten, sich von Profis Tipps und Tricks des Elternseins beibringen zu lassen. Dazu später noch mehr.

## IM HINTERKOPF BEHALTEN – WAS NOCH ETWAS WARTEN KANN

Hebammen sind übrigens keine Pflicht! Gerade Frauen, die das erste Kind bekommen, schätzen aber die persönliche Vertrauensbeziehung sehr. Auch wenn die Auswahl noch etwas Zeit hat, braucht ihr dagegen sehr wohl einen Kinderarzt. Zum einen für die anstehenden Gesundheitsuntersuchungen für Babys und Kleinkinder (die sogenannten U-Untersuchungen U1 bis U9), die in manchen Bundesländern verpflichtend sind. Zum anderen für gewünschte Impftermine. Darüber hinaus wird das Kleine in den nächsten Jahren aber auch einmal Fieber, eine Infektions- oder Kinderkrankheit, einen seltsamen Ausschlag oder aber eine Platzwunde haben. Umso besser, wenn ihr euch von Anfang an in einer möglichst nahegelegenen Praxis gut betreut fühlt und auch bei sonstigen Sorgen und Fragen ein offenes Ohr findet. Gerade beim ersten Kind ist man ja doch noch verunsichert, was das richtige Verhalten als Eltern angeht.

Auch gilt es, in den nächsten Monaten ein Kranken- oder Geburtshaus zu finden, das euch für die Entbindung zusagt. Die Unterschiede erkläre ich dir in Kürze. Es sei denn, es soll eine Hausgeburt werden. Dann müsst ihr diesen Wunsch wiederum mit der Hebamme abklären, da sich nicht jede hierfür zur Verfügung stellt. Ein weiteres Thema ist die Überlegung, das Nabelschnurblut zu spenden oder für euch selbst einfrieren zu lassen. Angemeldet werden muss der Wunsch in der ausgewählten Klinik dann schon im Vorfeld, damit die Fachleute bei der tatsächlichen Geburt entsprechend vorbereitet sind.

## BEHÖRDEN UND PAPIERKRAM – VON KINDERGELD BIS ELTERNZEIT

Wenn dieser erste Part abgearbeitet ist, geht es gleich fleißig weiter. Denn schon während der Schwangerschaft müssen bestimmte Stellen über den erwarteten Nachwuchs informiert und seitenweise Unterlagen ausgefüllt werden. Hier sind die wichtigsten:

### ...Antrag auf Mutterschaftsgeld

Ist deine Partnerin berufstätig und gesetzlich krankenversichert (keine Familienversicherung), kann sie bei der Krankenkasse Mutterschaftsgeld beantragen, an dem sich auch der Arbeitgeber beteiligt. Es wird für die Zeit des Mutterschutzes geleistet, also 6 Wochen vor bis 8 Wochen nach der Geburt.

## ...Antrag auf Elterngeld

Bei Elterngeld handelt es sich um eine staatliche Förderung zur Unterstützung der eigenen Kinderbetreuung zuhause, die bis zu einer gewissen Einkommensgrenze angefordert werden kann. Anspruch haben beide Elternteile, sofern sie maximal 30 Wochenstunden arbeiten. Eure Anträge könnt ihr gemeinsam bereits vor der Geburt online bei der Elterngeldstelle einreichen und später durch die Geburtsurkunde vervollständigen. Elterngeld wird für maximal 14 Monate geleistet, seine Höhe bemisst sich am zuletzt erzielten Nettoeinkommen. Erfolgt gleichzeitig die Zahlung von Mutterschaftsgeld, so werden für die Mutter beide Leistungen miteinander verrechnet.

## ...Antrag auf Kindergeld

Als Eltern bekommt ihr nicht nur eine Kompensation für euren Verdienstausfall aufgrund des Babys. Auch das kleine Menschlein selbst wird von Vater Staat finanziell unterstützt. Aktuell in Form von 219 Euro monatlich (gültig für die ersten beiden Kinder einer Familie). Da euer Kleines noch nicht so gut mit dem Geld haushalten kann, dürft ihr es euch ab der Geburt auszahlen lassen. Auch erst dann kann der entsprechende Antrag gestellt werden. Dieser geht an die Familienkasse der Agentur für Arbeit, selbst wenn ihr ansonsten dort nicht gemeldet sein und keine Bezüge bekommt.

## ...Antrag auf Elternzeit

Immer mehr Paare entscheiden sich dafür, lieber finanziell etwas kürzer zu treten und dafür die ersten Lebensjahre voll für das Kind da zu sein. Dafür könnt ihr für einen Zeitraum von maximal 3 Jahren nach der Geburt des Kindes eure Arbeitszeit beim Arbeitgeber reduzieren oder komplett pausieren. Bekommt ihr Mehrlinge, gilt der Anspruch für jedes Kind separat. Der Arbeitsvertrag samt Kündigungsschutz bleibt darüber hinaus bestehen, was euch viel Sicherheit gibt. Inzwischen existieren verschiedenste Modelle, wie Vater und Mutter ihre Elternzeit gleichzeitig oder abwechselnd nehmen, um so das beste Ergebnis für sich herauszuholen. Auch ein Aufsparen der Elternzeit oder die Stückelung in bis zu drei einzelne Elternpausen geht unter Umständen. Durch das somit heruntergefahrene Arbeitsvolumen kann nun eventuell das Elterngeld zum Tragen kommen. Der Antrag muss allerspätestens 7 Wochen vor Antritt der Elternzeit beim Arbeitgeber vorliegen. Der Mutterschutz tritt hingegen ganz automatisch entsprechend des voraussichtlichen Geburtstermins ein.

## ...Anerkennung der Vaterschaft und gemeinsames Sorgerecht

Wenn ihr nicht verheiratet seid, musst du dich noch vor der Geburt ganz offiziell als Vater eintragen lassen, um später in der Geburtsurkunde zu erscheinen. Die Vaterschaftsanerkennung könnt ihr zusammen mit der Erklärung des gemeinsamen Sorgerechts in einem Rutsch beim Standes- oder Jugendamt erledigen. Deine Partnerin muss dabei anwesend sein und ihre Zustimmung geben.

## ...Ausstellung der Geburtsurkunde

Ihr seid verpflichtet, diese bis spätestens 7 Tage nach der Geburt beim örtlichen Standesamt zu beantragen. Erforderliche Unterlagen dafür sind eure eigenen Geburtsurkunden und Ausweise, eine Eheurkunde bzw. die Vaterschaftsanerkennung samt Sorgerechtserklärung sowie eine in der Klinik oder von der Hebamme ausgestellte Geburtsbescheinigung.

## ...Anmeldung beim Einwohnermeldeamt

Obwohl das Standesamt seine Eintragungen an das zuständige Einwohnermeldeamt weiterleitet, ist auch dort eine nochmalige Anmeldung des Kindes als neues Gemeindemitglied erforderlich. Bei diesem Termin könnt ihr gleich einen Kinderreisepass beantragen, solltet ihr bereits einen Auslandsaufenthalt mit dem Kleinen planen.

...Erweiterung des Versicherungsschutzes

Am besten fragt ihr auch bei bestehenden Versicherungen im Voraus nach, ob und wie das Kind in den Schutz integriert werden kann, beispielsweise bei einer Haftpflicht- oder Unfallversicherung. So versäumt ihr keine Fristen und könnt euch optimal abdecken.

## RICHTIG ATMEN UND WICKELN – SINNVOLLE ELTERNKURSE

Der oftmals als „Hechelkurs" bezeichnete Geburtsvorbereitungskurs ist dir bestimmt ein Begriff. Er geht etwa über 12 Termine und stimmt euch sowohl körperlich als auch mental auf das anstehende Ereignis ein. Ihr lernt, was euch bei der Geburt erwartet, wie die werdende Mutter mit den Wehen umgeht, richtig atmet und sich zwischen den Wehen entspannt. Darüber hinaus erhaltet ihr wertvolle Tipps und Informationen für die Zeit nach der Entbindung, die man auch Wochenbett nennt. Ich kann nur empfehlen, auch als Papa teilzunehmen, weil du so später bei der Geburt wenigstens eine kleine Stütze sein kannst und deiner Partnerin obendrein Interesse signalisierst. Außerdem tut es dir bestimmt auch gut, andere Gleichgesinnte kennenzulernen und dich mit weiteren Bald-Vätern auszutauschen. Es kann allerdings sein, dass die Männer zu manchen Terminen unerwünscht sind, beispielsweise damit die Schwangeren ganz unbeobachtet Gymnastikübungen machen oder rein unter Frauen über sehr persönliche Veränderungen ihres Körpers sprechen können.

Dieser Geburtsvorbereitungskurs bringt dir aber normalerweise nichts über den richtigen Umgang mit einem Neugeborenen bei. Wenn du dir hier schon vorab Nachhilfe holen willst, um später nicht so unbeholfen zu sein, gibt es aber spezielle Kurse zur Babypflege. In diesen geht es unter professioneller Anleitung ums richtige Tragen, Wickeln, Baden, Beruhigen und Füttern. Mach dich einfach über die Angebote in deiner Stadt schlau - manche sind auch speziell auf Väter zugeschnitten.

Wenn deine Partnerin noch mehr für die Entspannung und gute Beweglichkeit tun möchte, gibt es zahlreiche Möglichkeiten an Kursen wie Schwangerschaftsyoga teilzunehmen. Sei es über eine Physiotherapiepraxis, die Familienbildungsstätte, Sportvereine oder Geburtshäuser.

Und auch für das Wohlbefinden des Babys selbst gibt es zahlreiche Optionen von Volkshochschulen oder Familienzentren. Von Säuglingsmassage über Babyschwimmen bis hin zu musikalischer Frühförderung und PEKiP-Gruppen (Prager-Eltern-Kind-Programm zur Unterstützung der frühkindlichen Entwicklung) ist alles dabei.

## MUST-HAVES UND ÜBERFLÜSSIGER SCHNICK-SCHNACK – DIE BABY-ERSTAUSSTATTUNG

Klar ist, du willst nur das Beste für dein Kind, seine Gesundheit und Sicherheit. Und das ist perfekt so! Doch leider weiß das eben auch die Werbeindustrie nur zu gut und setzt daher ganz subtil an genau diesem wunden Punkt mit ihren ausgefuchsten

Tricks an. Gerade im technischen Bereich kommen außerdem ständig neue Produkte auf den Markt, ohne die sämtliche Generationen vor uns jedoch auch bestens zurechtgekommen sind. Tretet daher in Sachen Erstausstattung erst einmal auf die Bremse, auch wenn ihr noch so viel niedliches Zubehör im Schaufenster entdeckt. Tatsächlich werdet ihr mit wesentlich weniger Basics und auch mit kleinerem Budget klarkommen als gedacht. Tut ihr euch dann später im Alltag schwer, kann immer noch Equipment nachgekauft werden. Denkt außerdem daran, dass ihr darüber hinaus eine Menge Geschenke zur Geburt bekommen werdet.

Wie schon angekündigt, muss ich dir an dieser Stelle leider ebenfalls den neuen Schlitten ausreden. Mit nur einem Kind braucht ihr weder einen Kombi, noch einen Van. Genaugenommen solltet ihr euch mit dem bisherigen Fahrzeug wunderbar arrangieren, wenn es sich nicht gerade um einen Smart handelt. Inzwischen lassen sich Kinderwägen so geschickt mit ein paar Handgriffen zerlegen, dass sie auch in jedem standardmäßigen Kofferraum unterkommen. Konzentriert euch daher am besten im ersten Schritt auf die Anschaffung dieser Dinge:

- Stillkissen: Das ist für viele Frauen schon in der zweiten Schwangerschaftshälfte eine Riesenhilfe, weil sie den Bauch abstützen und so wesentlich komfortabler schlafen können.
- Babyschale fürs Auto: Den meist als Maxi-Cosi bezeichneten Sitz könnt ihr gerade am Anfang super zum Transport des Kindes nutzen und habt damit auch jederzeit eine bequeme Schlafstätte dabei.

- Kinderwagen: Ob ihr ein Umbaumodell wählt oder später einen separaten Buggy anschafft, ist Geschmackssache. Auf manchen Kinderwagengestellen kann man auch die Babyschale einsetzen. Achtet auf Sicherheitssiegel und eine einfache Handhabung, damit auch ein Elternteil alleine das Ding gut auf- und abbauen kann. Im Inneren sorgt ein Bio-Schaffell für das ideale Klima, auch im Sommer.

- Beistellbett: Die meisten Eltern sind von einer Babywiege abgekommen, weil man bei jedem nächtlichen Wimmern aufstehen und sich zum Kind hinunterbeugen muss. Das kann kurz nach der Entbindung schmerzhaft für Rücken und Unterleib der Mutter sein. Viel praktischer ist eine Babybay, also ein Beistellbettchen mit einer offenen Seitenwand, dass ihr an die Höhe eures eigenen Bettes anpassen könnt. So ist der Nachwuchs immer in körperlicher Nähe zur Mutter und sie kann es viel bequemer zum Stillen nachts zu sich herüberziehen. Schläft das Kind tagsüber im Wohnzimmer, kann ein Stubenwagen auf Rädern aber nützlich sein.

- Tragetuch oder Babytrage: Für die ersten Wochen eignet sich das Tuch tatsächlich besser, weil der Säugling dadurch ganz fest am Körper der Eltern sitzt und man seine Position dabei durch verschiedene Bindetechniken verändern kann. Das schöne Geschaukel beruhigt Babys, während ihr als Eltern trotzdem beide Hände frei habt und eure Rücken- und Armmuskulatur schont.

- Still-BH und Stilleinlagen: Nicht alle Mütter können auch stillen, daher vielleicht nicht gleich zu viele Modelle einkaufen.

- Schnuller: Hier müsst ihr vermutlich probieren, welche Form euer Nachwuchs überhaupt mag. Aber es ist gut, zumindest ein, zwei Varianten im Haus zu haben.

- Fläschchen: Da man auf eine erfolgreiche Stillzeit hofft, reicht es hier auch aus, ein paar Modelle mit den kleinsten Öffnungen anzuschaffen, falls ihr doch auf Milchpulver für Neugeborene umsteigen oder abgepumpte Muttermilch füttern wollt.

- Wickelauflage: Ihr müsst nicht unbedingt einen sperrigen Wickeltisch anschaffen. Es gibt günstige Auflagen für die Waschmaschine oder Schlafzimmerkommode sowie Wickelgestelle, die man bei Platzmangel über der Badewanne befestigen kann. Manche Eltern legen auch einfach eine Unterlage auf die Couch oder das eigene Bett. Da ihr aber gerade zu Beginn sehr häufig und zu den unmöglichsten Zeiten wickeln müsst, empfiehlt es sich, alles an einem festen Platz zu haben, wo man auch völlig verschlafen noch Creme und Ersatzwindeln findet.

- Windeln und Zubehör: Falls ihr euch für nachhaltige Stoffwindeln entscheidet, könnt ihr in vielen deutschen Städten auf den Service von Windeldiensten zurückgreifen, die euch je nach Alter des Kindes immer einen Vorrat in der passenden Größe ausleihen und auf Wunsch auch die Wäsche übernehmen. Wenn es Einwegwindeln werden, braucht ihr zunächst die Neugeborengröße. Dazu spezielle Wundcreme oder Öl. Feuchttücher sind eine super Lösung für unterwegs, zuhause könnt ihr aber besser einen Waschlappen mit lauwarmem Wasser befeuchten.

- Mulltücher: Unverzichtbare Alltagshelfer für das Bäuerchen nach dem Trinken und sonstige kleine Schweinereien. Sie sind inzwischen in allen Farben und mit Motiven erhältlich und können bei 90 Grad gewaschen werden.

- Fieberthermometer für Babys: Gerade zu Beginn kann man Infektionen nicht unbedingt sofort erkennen. Ein Thermometer schafft Klarheit, ob das Kleine unter erhöhter Temperatur leidet.

- Erstlingskleidung: Einige Wickelbodys, Strampelhosen und Jäckchen, die vorne geknöpft werden, gestrickte Söckchen sowie auf jeden Fall Babymützchen. Ihr braucht wirklich nicht viel, da der Säugling schnell wächst und dann schon wieder die nächste Größe benötigt. Achtet bei der Babykleidung auf praktische Anwendung statt auf süßes Aussehen. Ihr werdet sofort merken, was ich meine, wenn ihr das Kleine zum Wickeln aus Latzhose, Rollkragenshirt oder Blüschen befreien müsst. Außerdem soll euer Kind es immer so bequem wie möglich in jeder Körperhaltung haben, ohne drückende Reißverschlüsse oder störende Taschen. Achtet ebenfalls auf elastische Bündchen, die nicht abschnüren sowie hautfreundliche, angenehme Stoffe aus Baumwolle statt Kunstfaser.

- Babyschlafsack oder Pucktuch: Zum Schlafen nimmt man inzwischen möglichst keine Decken mehr, weil das Baby darunter Atemnot bekommen könnte. Besser sind flauschige, atmungsaktive Ganzkörper-Schlafsäcke, die über den Body gezogen werden. Darin hat das Kleine Bewegungsfreiheit, ohne auszukühlen. Viele Kinder lieben es auch, in Pucktücher eingewickelt zu werden, die an die Geborgenheit im engen Mutterleib erinnern.

**Getrost aufschieben könnt ihr dafür erst einmal auf folgende Ausstattung:**

- Milchpumpe: Wartet zunächst ab, wie es sich mit dem Stillen verhält, bevor ihr eine anschafft.

- Babybadewanne: Manche Eltern baden ihren Säugling zunächst im Waschbecken oder nutzen einen anderen Behälter wie einen geschlossenen Wäschekorb oder dergleichen.

- Heizstrahler für den Wickeltisch: Oft reicht die Raumtemperatur absolut aus.

- Babyfon: Sobald das Kind im eigenen Zimmer schläft, ist es sicher eine prima Anschaffung. Im Moment werdet ihr aber auch so jedes Weinen mitbekommen.

- Spielzeug aller Art: Frühestens ab etwa 3 oder 4 Monaten machen zum Beispiel ein Spielbogen über dem Babybettchen oder Greifspielzeug Sinn. Kuscheltiere hingegen sind für die Kleinsten überhaupt nicht von Interesse und auch nicht empfehlenswert. Achtet einfach beim Kauf auf die entsprechenden Altersempfehlungen von Knistertüchern, Beißringen, etc.

- Spieluhr: Nicht jedes Baby lässt sich damit beruhigen, in ein paar Monaten kann sie aber ein Versuch wert sein. Manche Paare schwören darauf, sie schon während der Schwangerschaft an der Bauchdecke spielen zu lassen, damit das Kleine sich den Klang bereits einprägen kann.

### Und das erweist sich für viele Eltern als völlig überflüssig:

- Wickeltasche: Verschiedenste Hersteller bieten Hunderte von Modellen an. Ihr könnt genauso alles an Zubehör in den eigenen Rucksack packen.

- Windeleimer: Der sogenannte Twister kam als Sensation auf den Markt, wird aber von vielen als Fehlkauf gewertet. Der normale Restmülleimer tut es auch, der je nach Geruch eben häufiger geleert wird.

- Flaschenwärmer oder -sterilisator: Warmhalten und keimfrei auskochen gelingt genauso gut auf dem Herd.

- Spezielle Badewannensitze und vieles, vieles mehr...

Alles Weitere wie Salben und sonstige Medizin werdet ihr dann anschaffen, wenn die Situation es erfordert. Und ein eigenes Kinderzimmer braucht der Nachwuchs auch frühestens dann, wenn sein kleinkindlicher Tag-Nacht-Rhythmus es zulässt und ihr euch im Schlafzimmer wieder mehr Privatsphäre wünscht.

Bevor ihr loszieht und die Kreditkarte zum Glühen bringt, solltet ihr euch erst einmal erkundigen, welche Ausstattung ihr genauso gut gebraucht kaufen oder von Freunden ausleihen könnt bevor diese z.B. das Beistellbett wieder für das nächste Baby benötigen. Auch auf Ebay, bei Elterngruppen auf Facebook oder Babyflohmärkten werden ihr bestimmt fündig. Diese sind auch ideale Quellen, um immer wieder günstig die nächste Kleidergröße nachzukaufen oder im Kleinkindalter auch Bobbycar und Laufrad anzuschaffen bzw. selbst wieder geschickt zu verkaufen.

# HILFE, ES GEHT LOS! – ENTBINDUNG UND WOCHENBETT

So weit, so gut. Umfangreiche Hinweise zur guten Vorbereitung hast du nun also ebenfalls an der Hand. Fehlt noch, dich in die Abläufe der Geburt einzuweihen, damit du währenddessen nicht die Nerven verlierst. Ich kann aus eigener Erfahrung sagen, dass es sich total armselig anfühlt, als Mann mitanzusehen, wie die eigene Partnerin vor Schmerzen durch die Hölle geht. Aber du kannst nun mal nichts anderes machen, als da zu sein, ihre Hand zu halten und mit dem Atmen zu helfen, wie du es im Kurs gelernt hast. Und ihr natürlich unaufhörlich zu sagen, dass sie das alles ganz großartig macht und du unfassbar stolz auf sie bist.

Schon einige Wochen vor dem errechneten Termin solltet ihr eine Kliniktasche packen, weil ihr im entscheidenden Moment vor lauter Aufregung die Hälfte vergessen würdet. Dort hinein gehören neben dem Mutterpass und euren Ausweisen vor allem Kleidung und Pflegeartikel. Also Hausschuhe, Nachthemden, Jogginghose und bequeme Oberteile für deine Partnerin, warme Socken, Still-BHs und -einlagen, Binden sowie ihre üblichen Kosmetikprodukte und gegebenenfalls benötigten Medikamente.

Für das Baby Windeln sowie seine Erstausstattung an Bodys, Mützchen, etc., Erfrischungstücher und ein paar energiespendende Snacks sind auch eine gute Idee, denn die Stunden im Krankenhaus können sich in die Länge ziehen. Wasser und Tee hingegen bekommt ihr vor Ort, ebenso wird die Schwangere mit 3 Mahlzeiten am Tag versorgt. Da du selbst ebenfalls lange mit vor Ort sein oder je nach Klinik vielleicht sogar mit im Zimmer übernachten wirst, sollten auch deine Zahnbürste und Wechselklamotten nicht fehlen. Genauso wenig wie Kamera, Smartphone und Ladekabel. Manche Frauen möchten außerdem ihr Stillkissen mitnehmen.

## KLINIK, GEBURTSHAUS ODER HEIMGEBURT? – SO TREFFT IHR EINE ENTSCHEIDUNG

Die wenigsten Mütter entscheiden sich beim ersten Baby dafür, dieses in einem von Hebammen geführten Geburtshaus oder dem eigenen Zuhause auf die Welt zu bringen, es sind gerade einmal 2 Prozent. Zu groß ist die Sorge, dass irgendwelche Komplikationen auftreten und keine Mediziner zur Stelle sind. Tatsächlich gibt es bei alternativen Geburten zwar nachweislich weniger nachgeburtliche Infektionen und Dammschnitte, dafür ist unter anderem Sauerstoffmangel unter der Geburt gar nicht so selten. Jede dritte Erstgebärende wird daher im Verlauf der Entbindung doch noch in ein Krankenhaus verlegt. Auch der Säugling kann dort bei Bedarf direkt von Experten begutachtet und mit speziellen Geräten behandelt werden. Liegen schon vorher Komplikationen oder Auffälligkeiten vor oder wird der Geburtstermin deutlich unterschritten, muss die Geburt sogar verpflichtend in einem Krankenhaus stattfinden.

Im Vergleich bringt die Klinikgeburt eine Reihe an Vorteilen mit sich. Es gibt vielfältigere Analysemöglichkeiten während der Geburt und die medizinische Versorgung ist zu jeder Zeit gesichert. Nötig werdende Operationen können sehr zeitnah durchgeführt werden, etwa wenn es doch zu einem Kaiserschnitt führt oder die Mutter bei Ablösung der Nachgeburt extrem starke Blutungen zeigt. Auch eine PDA (Periduralanästhesie, siehe nächster Abschnitt) kann gesetzt werden, was außerhalb des Krankenhauses nicht denkbar ist. Alleine dieses Wissen nimmt vielen Eltern die Angst. Gerade bei großen Unikliniken ist außerdem oft eine Perinatalstation angeschlossen, in der auch ein Frühchen oder Neugeborenes mit Auffälligkeiten optimal versorgt werden kann. Zu den Nachteilen zählen dagegen die steril erscheinenden Räumlichkeiten, die eine Entspannung der Schwangeren erschweren, sowie die unpersönlichere Betreuung. Zu den behandelnden Ärzten und Hebammen besteht keine persönliche Bindung, aufgrund des Schichtdienstes können diese außerdem während des Geburtsvorgangs wechseln. Manchen erscheint die Geburt auf einer Entbindungsstation eher wie eine Abfertigung am Fließband, da der einzelnen Patientin weniger Zeit und Ruhe entgegengebracht werden kann. Das hingegen macht manche Schwangere noch nervöser. Sie haben außerdem vielleicht Sorge, dass ihr Baby oder sie selbst mit Krankenhausviren in Kontakt bekommen.

Letztlich liegt die Entscheidung bei euch und ist abhängig vom Schwangerschaftsverlauf. Städtische und private Kliniken wie auch Geburtshäuser bieten regelmäßig Informationsveranstaltungen an, bei denen werdende Eltern die Atmosphäre vor Ort kennenlernen und mit dem zuständigen Personal sprechen können. So fällt es leichter, eine persönliche Entscheidung zu treffen. Schließlich spielen der Wohlfühlfaktor und eine sympathische Betreuung hier eine große Rolle. Im Folgenden schauen wir uns aber lediglich die Abläufe im Krankenhaus an.

## WEHENSCHREIBER, PDA UND GEBÄRHOCKER – WAS PASSIERT IM KREIßSAAL?

Wenn die Fruchtblase platzt, deine Partnerin überraschend Wehen oder leichte Geburtsblutungen bemerkt, wirst du wahrscheinlich erst einmal bleich vor Schreck. Dabei habt ihr alles so oft durchgespielt. Ganz ruhig, alles wird gut und in absehbarer Zeit kannst du deine Tochter oder deinen Sohn in den Armen halten. Bis dahin musst du aber unbedingt die Nerven behalten, sonst bist du der werdenden Mama wirklich keine Hilfe. Vor allem braucht ihr nicht gleich hektisch eure sieben Sachen zusammenzupacken, denn es dauert in der Regel noch viele Stunden, bis der Geburtsvorgang in die heiße Phase geht. Im bundesweiten Durchschnitt dauert die Geburt beim ersten Kind etwa 13 Stunden. Trotzdem solltet ihr euch nicht daran festhalten, jede Entbindung ist anders. Praktischerweise zeigen euch die Wehen ziemlich genau an, in welchem Stadium sich das Geschehen aktuell befindet, so dass ihr entsprechend darauf reagieren könnt.

## ...Vier Phasen der Entbindung

Den gesamten Geburtsprozess unterteilen Fachleute in die Eröffnungs-, Übergangs-, Austreibungs- und Nachgeburtsphase. Deine Partnerin spürt, dass diese Eröffnungswehen anders und schmerzhafter sind als die bereits bekannten Senkwehen. Sie treten häufig am Abend auf, sind zu Beginn aber gut auszuhalten. Die Schwangere kann noch herumlaufen und sich ganz normal unterhalten, während sich die Kontraktionen anfangs alle 20 bis 30 Minuten zeigen und immer wieder aussetzen. Im Verlauf der Zeit werden sie häufiger und treten etwa alle 5 bis 20 Minuten auf, wobei sie jedes Mal 10 bis 15, nach einer Weile auch 30 bis 60 Sekunden anhalten. Verkürzt sich der Abstand zwischen den einzelnen Wehen auf 5 bis 10 Minuten, solltet ihr euch zum Krankenhaus aufmachen.

Dort erfolgt zunächst die Anmeldung, die ihr übrigens auch schon ein paar Wochen eher erledigen könnt, damit alles am besagten Tag schneller vonstattengeht. Je nach Wehenhäufigkeit werdet ihr direkt in den Kreißsaal, also den Entbindungsraum gebracht oder vielleicht auch nochmals zu ein paar Extraspazierrunden auf den Klinikgang geschickt. Eine Hebamme prüft die Öffnung des Muttermundes und schließt einen

Wehenschreiber, auch CTG genannt an, um sowohl die Herztöne des Babys als auch die Wehen mitzuverfolgen. Oftmals ist nach dieser ersten Aufregung tatsächlich erst mal warten angesagt. Denn allein die Eröffnungsphase, in der sich der Muttermund weitet, dauert bei den meisten Frauen mindestens 8 Stunden. Sollte die Fruchtblase noch intakt sein, wird sie manchmal von der Hebamme bewusst zum Platzen gebracht.

Auslöser für die Wehen ist das Oxytocin im Blutkreislauf der Mutter. Es wird daher auch bei Bedarf künstlich per Wehentropf zugeführt, um die Muskelarbeit voranzubringen. Die Kontraktionen der Gebärmutter verlaufen dabei von oben nach unten, wodurch das Baby weiter Richtung Geburtskanal geschoben wird. In dieser Phase ist es wichtig, die Wehen wie gelernt wegzuatmen, damit die Sauerstoffversorgung des Kindes nicht leidet. Wenn es um schmerzstillende Mittel geht, kommt bei Frauen oft der Wunsch nach einer bereits erwähnten PDA auf. Hierbei wird ihr ein Katheter zwischen zwei Wirbelkörpern auf Lendenhöhe gesetzt, durch den das Betäubungsmittel zu bestimmten Rückenmarksnerven geleitet wird. Die Wirkung setzt nach etwa 15 bis 20 Minuten ein, wobei die Wehen noch in der Stärke von heftigen Periodenschmerzen wahrgenommen werden. Man schaltet die Schmerzen also bewusst nicht aus, denn die Wehen sind ja für den weiteren natürlichen Geburtsvorgang erforderlich und müssen daher auch wahrgenommen werden. Das Rückenmark erleidet dabei keine Verletzung und der Einstich wird meist auch nicht als sehr schmerzhaft empfunden. Dennoch versucht man eine PDA immer erst einmal zu vermeiden. Ist die Frau jedoch sehr abgekämpft oder geht nichts voran, kann diese Behandlung sinnvoll sein, damit die Mutter genug Ausdauer für die noch bevorstehenden Stunden schöpfen kann. Auch morphinhaltige Schmerzstiller oder krampflösende Mittel können auf Anraten des Arztes zum Einsatz kommen.

Zum Ende der Eröffnungsphase kämpft die Frau bereits alle 2 Minuten mit Wehen, die eine ganze Minute anhalten können. Zeit zum Durchschnaufen bleibt da kaum noch. Dabei fängt der harte Teil gerade erst an. Denn in der kurzen anschließenden Übergangsphase werden die Schmerzen besonders heftig. Der Muttermund öffnet sich dabei vollständig auf circa 8 bis 10 Zentimeter. Da nun die Geburt in greifbare Nähe rückt, ist es an diesem Zeitpunkt auch zu spät für die Gabe von Schmerzmitteln. War bis hierhin nur Aushalten angesagt, so muss die Fast-Mama in der nun einsetzenden Austreibungsphase auch noch aktiv pressen. Der Kopf des Babys ist inzwischen an den Beckeneingang gerutscht, der so entstehende starke Druck auf den Enddarm der Mutter unterstützt den Pressdrang. Die Wehen werden jetzt nur noch durch sehr kurze Pausen unterbrochen, was die Phase noch anstrengender macht. Falls nicht schon in den letzten Stunden geschehen, wird deine Partnerin nicht nur vor Schmerzen schreien, sondern dich vielleicht auch zum Teufel wünschen und mehrmals beteuern, dass sie nicht mehr kann. Ihr Zustand ist wirklich schwer anzusehen, vor allem wenn sich lange Zeit nichts tut und ihr immer mehr die Kräfte versiegen. Durch den starken Wehendruck wird der zarte Brustkorb des Babys stark zusammengepresst. Das ist nötig, um das restliche Fruchtwasser herauszupressen, so dass in

Kürze die selbständige Atmung erfolgen kann. Übrigens windet und dreht sich das Kind hierbei selbst. Es hat aber noch so biegsame Knochen, dass es bei der Geburt nicht verletzt wird.

Sobald die umstehenden Helfer das Köpfchen zu fassen bekommen, ist das Schlimmste geschafft. So können sie vorsichtig auch den restlichen kleinen Körper befreien. Doch es ist und bleibt ein Kampf, schließlich entspricht der Kopfumfang mit 32 bis 38 Zentimetern mindestens dem Ausmaß einer Grapefruit, welche durch die vergleichsweise viel zu enge Vagina geschoben werden muss. Das erklärt auch, warum Mütter innere und äußere Geburtsverletzungen erleiden und nach der Entbindung nicht so schnell wieder Lust auf Sex haben. Ihr Unterleib muss sich innerlich auskurieren, die Muskulatur sich wieder straffen und etwaige Narben brauchen Zeit zum Verheilen. Diese bleiben von einem Dammriss am Scheideneingang zurück, wenn sich das umliegende Gewebe nicht ausreichend dehnt oder das Kind einfach sehr groß ist. Bleibt der Kopf des Säuglings zu lange stecken, wird sogar mit einem bewussten Dammschnitt etwas nachgeholfen. In beiden Fällen vernähen Mediziner die Wunde nach der vollständig abgeschlossenen Geburt. Die frische Wunde ist oft sehr schmerzhaft, weil hier so viele Nervenenden liegen und die Frau kaum damit sitzen oder laufen kann.

Ertönt der erste Schrei, wird euer Kleines etwas von Blut und Schleim befreit, in ein Tuch gewickelt und seiner Mama auf die Brust gelegt. Da ist es nun - euer ganz persönliches Wunder! Wahrscheinlich noch ganz verknautscht und vielleicht auch mit roten Flecken im Gesicht, doch das gibt sich alles. Sobald klar ist, dass es selbständig atmet, hast du als Vater die Ehre, die Nabelschnur durchzuschneiden. Ein absolut erhebender Moment, so viel kann ich dir versprechen.

Erfreulicherweise schüttet die Mutter nun eine solche Wucht an Glückshormonen aus, dass sie auch noch die Energie für die verbleibende Nachgeburt aufbringt. Denn der Säugling ist nicht das Einzige, was geboren werden muss. Auch die Plazenta hat nun ausgedient und wird zusammen mit den Häuten der Fruchtblase und der restlichen Nabelschnur aus der Gebärmutter ausgeschieden. Während deine Partnerin also mit den letzten Nachwehen auch noch diesen Schritt vollbringt, darfst du als Papa der Hebamme oder Kinderkrankenschwester zusehen. Sie wiegt und misst euer Kind, nimmt seinen ersten Fußabdruck und wäscht es behutsam, wobei die Käseschmiere in die Haut einmassiert wird. Auch die U1 als allererste Untersuchung findet direkt an dieser Stelle statt. Dabei werden Herz und Lunge abgehört, die Körperproportionen abgeglichen, Finger und Zehen auf Vollständigkeit kontrolliert und die Wirbelsäule abgetastet. Außerdem überprüft man Puls, Hautfarbe und Muskelspannung sowie einige grundlegenden Reflexe. Die Gabe von Vitamin K vermeidet Blutungen im Gehirn und Magen-Darm-Trakt. Alle Erkenntnisse werden ins gelbe Kinderuntersuchungs-Heft eingetragen. Dann darf es zurück auf Mamas Brust und während diese sich ausruht, auch zum Kuscheln und Kennenlernen auf deinen nackten Oberkörper. Dieses sogenannte Bonding soll dem Kleinen von Anfang an Geborgenheit bei beiden Elternteilen vermitteln. Außerdem lernt es so eure unverwechselbaren Gerüche kennen.

Wird die Nachgeburt nicht vollständig ausgeschieden, kann das bei der Mutter gefährliche Blutungen oder Kindbettfieber auslösen, deswegen kontrolliert die Hebamme hier genau. Lässt die Abstoßung der Plazenta auf sich warten, legt man das Baby zum Trinken an, weil der Milchfluss die Nachwehen anregt. Zunächst tritt nur Vormilch aus den Brüsten aus, die richtige Muttermilch wird erst in den kommenden Tagen gebildet.

Die Nachgeburt schockiert viele Väter übrigens, es kann dabei sehr blutig werden. Die fleischige Plazenta erinnert optisch an eine Leber, ist etwa 20 Zentimeter groß, 2 Zentimeter dick und 500 Gramm schwer. In unseren Kulturkreisen spielt sie keine Rolle und wird daher vom Krankenhaus entsorgt. Wird im Geburtshaus entbunden, gibt es dort jedoch die Möglichkeit, sich für eine sogenannte Lotusgeburt zu entscheiden, die auch hierzulande Anhänger hat. Dabei bleibt das Baby noch so lange über die Nabelschnur mit dem Mutterkuchen verbunden, bis diese nach 5 bis 10 Tagen von selbst abfällt. Währenddessen wird dieser in einem Säckchen gemeinsam mit dem Baby herumgetragen. Manche Frauen essen gar ihre eigene Plazenta, lassen Globuli für das Baby daraus herstellen oder vergraben sie im Garten, um einen Baum darauf zu pflanzen.

Nun heißt es erst einmal erholen und realisieren, dass alles überstanden ist. Dazu verbleiben Mutter und Kind unter Aufsicht der Hebamme zunächst noch etwa 2 Stunden im Kreißsaal, um sicherzugehen, dass kein Blutverlust auftritt. Erst dann werden sie ins Krankenzimmer verlegt. Erschreck dich bitte nicht über den Bauch der frischgebackenen Mutter. Dieser ist immer noch sehr groß, weil er sich ja über Monate geweitet hatte und sich in den nächsten Wochen und Monaten ganz langsam zurückentwickeln muss.

Auf Wunsch kann am zweiten oder dritten Tag ein Neugeborenen-Screening gemacht werden, das manche Krankenkassen auch übernehmen. Dabei wird an der Ferse ein kleiner Tropfen Blut abgenommen. Dessen Sauerstoffsättigung weist auf etwaige Herzfehler hin. Außerdem können Stoffwechselerkrankungen bereits erkannt werden. Das Screening schließt überdies einen Gehörtest ein.

## ...Mögliche Gebärpositionen

Hast du dir seither vorgestellt, dass dieser komplette Ablauf nur in einem Krankenhausbett stattfindet? Das geht uns allen so, aber in Wahrheit hält deine Partnerin es gar nicht aus, so lange zu liegen. Das Baby drückt nämlich gewaltig auf ihr Becken und verursacht abwechselnd Schmerzen im Rücken oder Unterleib. Deswegen wird sie in der langen Eröffnungsphase unter Anleitung der Hebamme so ziemlich alles an Positionen ausprobieren, die ihr irgendwie Erleichterung verschaffen. Sei es, auf einem Pezziball zu wippen oder sich vornüber aufs Bett zu stützen. Anderen hilft es, sich an einem von der Decke hängenden Stofftuch festzukrallen oder breitbeinig gegen die Wand zu lehnen. Auch für den tatsächlichen Entbindungsvorgang, also das Herauspressen des Säuglings gibt es weitere Alternativen zur Rückenlage, die es manchen Frauen einfacher machen. Das kann eine Badewanne sein, weil sich das warme Wasser entspannend auf die mütterliche Muskulatur auswirkt.

Andere Frauen gebären aber auch in der Hocke, auf allen Vieren oder auf der Seite liegend. Zu den Gerätschaften, die sich die Schwerkraft zunutze machen, zählt beispielsweise ein Gebärhocker, also ein Stuhl, der zwischen den Beinen keine Sitzfläche hat. Oder auch ein Romarad, das Becken und Rücken der Schwangeren entlastet. Hierbei schwebt ein vergleichbarer Sitz zwischen zwei großen Metallringen, die zum Festhalten dienen, während die Füße sich mithilfe von Schlingen abstützen.

## ANGST VOR SCHLECHTEN NEUIGKEITEN – MÖGLICHE GEBURTSKOMPLIKATIONEN

Nach wie vor entscheiden sich die meisten Mütter in Deutschland für eine vaginale, also eine natürliche Geburt. Etwa jedes dritte Kind kommt im OP zur Welt, wobei die Anzahl der bewusst gewünschten Kaiserschnitte zunimmt. Die Gründe hierfür reichen von starker Angst vor den Schmerzen bis zum Wunsch, den eigenen Genitalbereich unversehrt zu lassen und die Geburt in kurzer Zeit hinter sich zu bringen. Bei manchen Paaren ist auch der Mann so stark beruflich eingebunden, dass ihm nur ein Kaiserschnitt die Anwesenheit bei der Geburt garantiert.

Prinzipiell ist die natürliche Geburt aber dank der beteiligten Hormone mit vielen Vorteilen für die Gesundheit von Mama und Kind verbunden, das hat die Natur schlau eingerichtet. So wird das Kleine besser auf das Leben außerhalb des Mutterleibs vorbereitet und hat normalerweise weniger Atemprobleme. Außerdem kommt gleichzeitig der Milchfluss in Gang und die emotionale Bindung wird verstärkt. Von besonderer Bedeutung ist aber, dass die schützende Vaginalflora dem kleinen Körper zu einem leistungsstärkeren Immunsystem verhilft. Auch die Erholung nach der Geburt gelingt schneller, während die Kaiserschnittnarbe noch lange Probleme machen kann.

Schafft es das Baby einfach nicht alleine durch den Geburtskanal, kann mit einer Zange oder Saugglocke nachgeholfen werden. Daneben gibt es jedoch immer wieder Situationen, die einen Kaiserschnitt medizinisch notwendig machen. Wenn sich von Anfang an Komplikationen wie eine Plazenta praevia zeigen, geht es oft direkt in den OP. Häufiger wird aber eine vaginale Geburt versucht und erst dann die Entscheidung für einen Kaiserschnitt getroffen, wenn es brenzlig wird, beispielsweise wegen folgender Umstände:

- Verschiedene Formen der Beckenendlage. Das Baby liegt nicht mit dem Kopf, sondern mit dem Hintern oder den Füßen nach unten, was etwa bei 2 Prozent der Geburten auftritt.
- Plazentaprobleme, welche die Sauerstoffzufuhr gefährden.
- Eine abgedrückte Nabelschnur, die z.B. um den Säugling gewickelt ist.
- Sich verschlechternde Herztöne des Babys.
- Zu hohe Stresswerte des Kindes, nachdem es zu lange keinen Geburtsfortschritt gibt.

- Ein zu wenig geöffneter Muttermund, der sich auch trotz Wehentropf nicht verändert.

In einem solchen Fall wird statt einer PDA eine Spinalanästhesie vorgenommen. So spürt die Mutter von der Hüfte abwärts gar nichts mehr, bleibt aber bei Bewusstsein, um die Geburt mitzubekommen. Entscheiden sich Ärzte für diesen Schritt, geht es meist ganz schnell. Auch du wirst dann von fleißigen Händen in eine OP-Kluft gesteckt, um an der Seite deiner Partnerin zu bleiben. Gott sei Dank haben wir heute so großartige technische Möglichkeiten, dass die auftretenden Probleme frühzeitig erkannt werden und auch ein Notkaiserschnitt routiniert und sicher abläuft.

Gesundheitliche Probleme für die Mutter können aber auch nach erfolgreicher natürlicher oder operativer Geburt auftreten, beispielsweise durch Thrombosen. Das passiert aber zum Glück eher selten.

# AUGENRINGE UND BÄUERCHEN – DEN NEUEN ALLTAG MIT BABY MEISTERN

Der Gesundheitszustand von Mutter und Säugling entscheiden darüber, wann sie aus der Klinik entlassen werden. Bei vaginalen Geburten passiert dies meist am 3., ansonsten am 5. Tag. Nun beginnt die wahre Berg-und Talfahrt, denn von jetzt an müsst ihr euch Tag und Nacht selbst um das jüngste Familienmitglied kümmern. Und so sehr ihr genau das vielleicht im Vorfeld herbeigesehnt habt, so sehr wird euch die Zeit als frischgebackene Eltern an eure Grenzen bringen. Es ist völlig okay, sich überlastet zu fühlen. Schließlich kann dich kein schlaues Buch bis ins Letzte darauf vorbereiten, wie sich dein Leben nun wirklich gestaltet.

Gerade der permanente Schlafentzug zehrt extrem an den Nerven. Mama und Papa werden dünnhäutig und geraten sich vermehrt in die Haare. Beziehungskrisen sind gerade im ersten Lebensjahr des Kindes nicht selten, aber auch einfach zu erklären. Und sollten deswegen nicht gleich allzu tragisch genommen werden. Ihr seid einfach für vieles zu müde – für gemeinsame Abende auf der Couch, für Diskussionen ebenso wie für Sex. Sprecht einfach weiterhin offen miteinander. Denn auch Eifersucht kann eine echte Zerreißprobe werden. Vielleicht hast du das Gefühl, gar nicht mehr wahrgenommen zu werden, weil sich deine Partnerin nur noch als Mutter sieht. In Sachen Schlafentzug kann es eine gute Lösung sein, tage- oder auch phasenweise auf getrennte Betten umzusteigen, wenn einer weiterhin arbeitet und am nächsten Tag irgendwie einsatzbereit sein muss. Es hilft keinem, dass beide permanent nachts wach sind. Wechselt euch mit der Babyschicht, also wenn möglich, lieber ab. Sobald sich eine tägliche Routine einstellt und das Kind längere zusammenhängende Schlafphasen entwickelt, wird es auch mit eurer Verfassung wieder bergauf gehen. Schaut darauf, diese ersehnten Verschnaufpausen für euch als Paar zu nutzen, um nicht nur noch zu funktionieren und euch vor lauter Wäschebergen und Milchfläschchen voneinander zu entfremden.

## ACHTERBAHN DER GEFÜHLE – DEINE PARTNERIN IM WOCHENBETT

Zunächst einmal muss mit dem Wochenbett der anspruchsvollste Teil des Elterndaseins überstanden werden. Während dieser ersten 6 bis 8 auf die Entbindung folgenden Wochen sollte deine Liebste sich schonen, so gut es geht. Die Geburt hat unheimlich viel Kraft gekostet und ihr Körper durchläuft nun erneut viele innere Veränderungen.

Außerdem ist sie im Dauer Dauereinsatz, weil das Baby alle paar Stunden trinken und trocken gemacht werden möchte. Daher ist es für sie am besten, sich wann immer möglich hinzulegen und sich körperlich nicht zu belasten. Trage dir hierfür freie Tage ein, wenn deine berufliche Situation es zulässt. Optimalerweise kannst du so schon vor dem errechneten Geburtstermin zuhause bleiben. Du hast aufgrund der Geburt außerdem Anspruch auf Sonderurlaub. Seid ihr eine gewisse Zeit gemeinsam daheim, kannst du wenigstens das Baby herumtragen und es beruhigen, während seine Mutter sich ein bisschen erholt. Auch deine Stimme ist schon aus der Zeit im Mutterleib bekannt. Das Kleine nimmt sie also von Anfang an als vertraut wahr.

Ihr Körper räumt währenddessen nach der abgeschlossenen Entbindung quasi erst einmal auf. Deswegen werden in der Wochenbettphase noch Schleim, Blut und Gewebereste in Form von Ausfluss ausgeschieden, bis sich der Muttermund schließlich wieder komplett schließt. Die Vagina ist besonders anfällig für Infektionen, es kann zu Unterleibsschmerzen und Fieber kommen. Gleichzeitig bereitet das Stillen vielen Frauen Probleme, sie produzieren zu viel oder zu wenig Milch und leiden unter extrem schmerzhaften Entzündungen der Brustwarzen. Weitere Beschwerden kommen oft durch die Geburtsnarben im Schritt oder am Bauch zustande, aufgrund derer manche frischgebackenen Mütter sich kaum bewegen können.

Und nicht nur ihre Geschlechtsorgane müssen ihre alte Form zurückgewinnen. Auch der Hormonhaushalt stellt sich neu ein. Du ahnst es schon, was das bedeutet: Das nächste Stimmungskarussell dreht sich. Manche entwickeln eine richtige Wochenbettdepression, sprechen gar davon, dieses Kind gar nicht haben zu wollen oder weinen tagelang. Bitte lasst euch hierbei auf jeden Fall ärztlich helfen, um das schnell wieder in den Griff zu bekommen.

Der Instinkt deiner Liebsten wird dafür sorgen, dass sie rund um die Uhr für ihr Kleines sorgen will und darüber vergisst, zu duschen oder zu essen. Sie wird vielleicht gar nicht wahrnehmen, wie sie sich selbst vernachlässigt. Umso wichtiger also, dass du hierfür Verantwortung übernimmst. Bekoche sie mit gesunder, eisenhaltiger Kost und schenke ihr viel Aufmerksamkeit und Liebe.

Vielleicht könnt ihr zur Entlastung auch hilfsbereite Angehörige oder Nachbarn einspannen. Und sei es, dass sie nur für euch einkaufen gehen oder euren Hund Gassi führen. Denn diese besondere Kennenlernzeit solltet ihr wirklich komplett als Dreiergespann genießen und euch so zurückziehen, wie es sich gut anfühlt. Vermeidet Besucherströme zuhause, für die auch noch aufgeräumt oder gar ein Kuchen gebacken werden müsste. Es ist auch später noch Zeit, das Neugeborene zu begrüßen und euch mit Glückwünschen zu überhäufen.

Damit ihr euch nicht komplett überfordert fühlt und regelmäßig eure Fragen loswerden könnt, kommt in den ersten Tagen und Wochen die Hebamme nach Hause. Als persönliche Ansprechpartnerin auf Augenhöhe ist sie vielen Frauen eine enge Vertraute. Sie untersucht, ob die Geburtsverletzungen deiner Partnerin planmäßig verheilen, ob sich die Gebärmutter zurückentwickelt und stellt sicher, dass keine Infektion vorliegt. Außerdem checkt sie das Baby durch, das zunächst einmal abnimmt, bis sich der Organismus auf das neue Leben eingestellt hat. Nach 14 Tagen sollte dann wieder das Geburtsgewicht erreicht sein. Klappt das Stillen nicht, kann zusätzlich zur Hebamme eine professionelle Stillberaterin weiterhelfen.

Nach dem Wochenbett darf deine Partnerin vorsichtig mit Rückbildungsgymnastik anfangen. Ihr Körper wird nie wieder genauso aussehen wie vor der Schwangerschaft. Dazu hat er zu drastische Veränderungen durchlebt und der Bauch wurde so stark gedehnt, dass bei vielen eine Hautschürze zurückbleibt. Dennoch kann mit gezieltem Sport einiges dafür getan werden, dass sich diverse Körperpartien wieder straffen und überschüssige Fettreserven abgebaut werden.

## NUR NICHTS FALSCH MACHEN? – BABYPFLEGE FÜR FRISCHGEBACKENE VÄTER

Im besten Fall hast du den richtigen Umgang mit einem Säugling in einem Kurs gelernt oder dir von erfahrenen Papas im Freundeskreis beibringen lassen und kannst von Anfang tatkräftig mit anpacken. Es ist absolut normal, dass Frauen beim Wickeln und Halten des Kindes beherzter zugreifen und ganz selbstverständlich die richtigen Handgriffe beherrschen. Während wir in erster Linie befürchten, etwas kaputt zu machen und uns umso unbeholfener anstellen. Übung macht wie immer den Meister und zum Glück ist dein Kind momentan noch sehr tolerant, wenn es mit dem Anziehen mal wieder länger dauert. Du kannst tatsächlich fast nichts falsch machen, wenn du feinfühlig aber nicht übertrieben vorsichtig bist. Das einzige No-Go ist tatsächlich, das Kleine zu schütteln!

Das kann richtig gefährlich werden, weil die Nackenmuskulatur noch zu schwach ist, den schweren Kopf aufrecht zu halten. Und da sind wir auch schon beim Nächsten: Achte darauf, immer mit der offenen Hand oder auch nur ein paar angespannten Fingern den Kopf zu unterstützen, zum Beispiel, wenn du deinen Sohn oder deine Tochter anhebst oder ins Bettchen legst. Der Schädelknochen wächst in den kommenden Wochen vollständig zusammen, momentan spürst du noch eine offene Stelle an der Stirn und Kopfmitte. Auch hier ist ein besonderes Augenmerk gefragt. Lass dir zeigen, wie man die abgepumpte Milch per Fläschchen füttern kann und wie man diese im Anschluss wieder keimfrei bekommt. Und wie du dem Kleinen nach dem Trinken helfen kannst, ein Bäuerchen zu machen. So kann es die unfreiwillig geschluckte Luft wieder loswerden, damit es nicht zu Bauchschmerzen kommt. Leider sind diese aber in den Anfängen unvermeidbar. Gegen solche Babykoliken könnt ihr ihm zum Beispiel ein erwärmtes Körnerkissen auf den Bauch legen. Manche Kinder spucken viel Milch, andere gar nicht. Ein paar jederzeit greifbare Mulltücher im ganzen Haus zu verteilen, schadet aber sicher nicht. Legt den Säugling zum Schlafen im ersten Lebensjahr ausschließlich auf den Rücken und zwar auf eine komplett ebene Unterlage ohne Kissen oder dergleichen. Es kann so besser atmen und die Gefahr des plötzlichen Kindstodes ist deutlich eingeschränkt. In wachem Zustand kann es auch mal auf dem Bauch liegen. Eine

Schnullerkette macht für größere Kinder Sinn, Neugeborene können sich damit hingegen verletzen.

Auf dem Arm kannst du ganz verschiedene Tragepositionen ausprobieren – liegend in deiner Armbeuge, aufrecht an deiner Schulter oder bäuchlings auf deinem Unterarm im sogenannten Fliegergriff. Schau dir einfach die Tricks bei deiner Partnerin ab. Ein Tragetuch macht es aber deutlich einfacher und Babys lieben es, die elterliche Körperwärme zu spüren. Gerade zu Beginn behalten sie darin die Beine angewinkelt wie ein Frosch, denn diese bekannte Position hatten sie auch lange im Mutterleib inne. Leichtes Klopfen auf den Rücken macht viele Säuglinge aus ähnlichem Grund ruhiger. Es erinnert sie an den monatelang vernommenen Herzschlag der Mutter.

Schreit das Kind, ist ihm normalerweise entweder kalt, es hat Hunger oder braucht Aufmerksamkeit. Die volle Windel nehmen die Allerkleinsten dabei noch nicht wirklich als unangenehm wahr, aber auch hier kann man der Ursache auf den Grund gehen. Gerade das Temperaturproblem unterschätzen dagegen viele Eltern, doch hat der Säugling einfach noch keine großartige Fettschicht, um sich selbst warmzuhalten. Überprüft seine Körpertemperatur einfach am Nacken, dieser sollte warm aber nicht verschwitzt sein. Ob ein Schnuller hilft oder nicht, müsst ihr ausprobieren. Manche Säuglinge verweigern ihn komplett und manche Eltern versuchen es von Anfang an ohne, damit später keine Entwöhnung nötig wird. Der Nabel des Neugeborenen wird vermutlich 5 bis 10 Tage nach der Geburt von alleine abfallen. Sofern dieser gut verheilt ist, könnt ihr das Kleine von da an baden. Auch das ist wirklich kein Hexenwerk.

Macht es zu Beginn einfach zu zweit, dann kann einer das Köpfchen über Wasser halten und der andere sanft mit einem Waschlappen vorgehen. Lasst zunächst ausreichend Wasser ins Becken oder eine kleine Kunststoffwanne volllaufen, das maximal 37 Grad Celsius oder etwas kühler ist, da die zarte Haut noch sehr empfindlich reagiert. Nehmt deswegen auch nur klares Wasser und lasst Shampoo und Badeöl komplett weg. In den folgenden Wochen könnt ihr das Baden etwa ein bis zwei Mal pro Woche wiederholen. Prinzipiell ist das Baby nicht schmutzig, solange es sich nicht komplett vollspuckt oder die Windel überläuft.

Apropos Windel. Da sich der kleine Hintern in einer feuchten Windel schnell entzünden kann, ist regelmäßiges Wickeln wichtig. Bei einem Neugeborenen dürftet ihr so 6 bis 10 frische Windeln am Tag brauchen. Je älter das Kind wird, desto seltener muss es trocken gemacht werden. Wann ihr die erste Runde mit dem Kinderwagen dreht, hängt vor allem davon ab, wie fit sich deine Partnerin fühlt. Die meisten Eltern setzen nach circa einer Woche den ersten Fuß vor die Tür. Manche Frauen bewegen sich aber auch schon an Tag 3 wieder quietschfidel. Frische Luft ist immer gut, aber natürlich sollte der Säugling passend zu den Außentemperaturen gut eingepackt sein.

Wann immer euch etwas komisch vorkommt, das Baby ungewöhnlich ruhig ist, anders trinkt oder gar Fieber entwickelt, solltet ihr die Lage auf jeden Fall abklären lassen. Aber selbst, wenn keine Auffälligkeiten auftreten und es gut zunimmt, stehen in seinem jungen Alter schon die nächsten Arzttermine an. Die für den 3. bis 10. Tag vorgesehene U2-Untersuchung wurde eventuell noch im Krankenhaus erledigt. Ansonsten solltet ihr diese beim Kinderarzt machen lassen. Darauf folgt die U3 in der 4. oder 5. Lebenswoche. Die U4 dann zwischen dem 3. und 4. und die U5 zwischen dem 6. und 7. Lebensmonat.

Der bei der Geburt vielleicht richtig volle Haarschopf fällt um den 3. Lebensmonat herum aus, im Anschluss wachsen dann langsam neue Kopfhaare. Ab einem Alter von 4 Monaten greifen Babys nach Sachen und beginnen, sich zu drehen. Beikost in Form von Brei wird frühestens ab 5 Monaten zugefüttert. Und nochmals 3 Monate später fängt euer Nachwuchs an, frei zu sitzen.

Wie immer gilt natürlich auch hier, dass jedes Kind sein eigenes Tempo hat. Wir Papas neigen leider zu permanenter Ungeduld, was die Entwicklung des Kindes angeht – ganz ähnlich wie schon während der Schwangerschaft. Wir versuchen viel zu früh, ihm etwas in die Hand zu drücken oder seine zarten Füßchen aufzusetzen. Und wenn es nach uns ginge, würden wir schon bald das erste Planschbecken aufblasen oder ein Klettergerüst installieren. Dabei lernt dein Kind in den nächsten Monaten erst einmal langsam, hell und dunkel zu unterscheiden sowie einfache Bewegungen wahrzunehmen. Doch keine Sorge, im Endeffekt wird der Nachwuchs viel schneller groß, als dir eigentlich lieb ist. Und bringt euch mit seinem Blödsinn so zum Lachen, dass alle Strapazen wieder vergessen sind und dir stattdessen in regelmäßigen Abständen die stolze Papabrust schwellt. Das ist auch verdammt gut so, schließlich soll es ja vielleicht auch noch ein Geschwisterchen geben, oder?

# SCHLUSSWORT

Und, wie sieht deine Gemütslage nun aus? Hoffentlich hast du einen guten Rundum-Überblick bekommen und fühlst dich jetzt viel besser für die kommenden Monate und die anschließende Zeit mit Baby gewappnet. Vergiss dabei vor allem eines nicht: Deine Freundin ist nicht krank, sondern „nur" schwanger! Für alle noch offenen Detailfragen stehen dir unzählige weitere Medien zur Verfügung. Du findest online nicht nur unterhaltsame Papa-Blogs, die dir bestimmt aus der Seele sprechen, sondern auch hilfreiche Apps aller Art.

So kannst du dir zum Beispiel die jeweiligen Entwicklungsstufen pro Schwangerschaftswoche haargenau anzeigen oder dich an den zu erledigenden Papierkram erinnern lassen. Den Alltag mit Kind zu bestreiten und in deine Vaterrolle zu finden kann dir allerdings kein digitaler Helfer abnehmen. Das musst und wirst du zur passenden Zeit ganz alleine schaffen. Auch wenn du dabei verzweifelst, fluchst und dich lächerlich machst. Glücklicherweise juckt dich das dann nämlich überhaupt nicht mehr. Ich für meinen Teil habe meinem Junior stundenlang die

Titelmelodie von Benjamin Blümchen in Dauerschleife gesungen, die sich vor Jahrzehnten unauslöschlich auf meiner Festplatte eingebrannt hatte. Wenn mir das meine Kumpels vor Jahren prophezeit hätten... Aber es ist eben so: Das Papasein macht aus dir einen anderen und, wie ich persönlich finde, besseren Menschen!

Manche Fragen werden dich auch weiterhin umtreiben: Wie locker oder streng will ich mein Kind erziehen? Kopiere ich dabei die eigenen Eltern oder möchte ich genau das Gegenteil? Welche Werte soll ich ihm vermitteln, kann ich ein gutes Vorbild sein? Doch auch darauf finden sich Antworten. Ihr wachst als Eltern über euch selbst hinaus. Zum Beispiel auch, wenn euer Baby eine Krankheit hat oder besondere Fürsorge braucht.

Denk daran: Es ist noch kein Superpapa vom Himmel gefallen. Aber du wirst das Kind schon im wahrsten Sinne des Wortes schaukeln. Dafür wünsche ich dir und deiner kleinen Familie alles Gute!

# HAFTUNGSAUSSCHLUSS

# URHEBERRECHT



# IMPRESSUM


1. Auflage

Vertreten durch:
Kontakt: David Kalwig/Marner Str.47/22047 Hamburg
Ebook-Marketing@gmx.de
Covergestaltung: Design up your Life
Coverfoto: www.despositphotos.com

Printed in Poland
by Amazon Fulfillment
Poland Sp. z o.o., Wrocław

76955161R00083